改訂2版

ナースが知りたい

心不全のキホン

聖マリアンナ医科大学薬理学准教授 **木田圭亮** 編集

病態&治療が
わかる！説明できる！

はじめに

　本書初版から5年が経過し、心不全を取り巻く環境が大きく変化しました。心不全治療の新薬の登場、心不全に関連するガイドラインの改訂などもありますが、一番は、心不全療養指導士の誕生でしょう。COVID-19の影響で、一時的には交流の場がなくなりましたが、web講演会などはむしろ増え、今では各地に心不全療養指導士の会が立ち上げられ、勉強会や情報交換会などが盛んに行われるようになりました。さらに嬉しいことに心不全療養指導士が会を自ら企画し、運営するスタイルが定着しました。

　初版は、執筆者のみなさんのおかげで内容も大変素晴らしく、さらにカラフルでみやすい仕上がりになったこともあり、好評であったことは、大変嬉しく、関係する方々にこの場を借りて感謝申し上げます。

　今回の改訂2版では、新たな執筆者にも加わっていただき、新しい視点も取り入れ、情報もアップデートしました。最新の情報を提供し、かつナースが知りたいキホンのポイントをお伝えするという本書のコンセプトはそのままに、今、心不全の臨床現場の第一線で活躍している先生に執筆を依頼し、慢性心不全看護認定看護師と心不全療養指導士によるナースの目をさらに充実させました。若手の看護師にとっての入門書、ベテランの看護師にとっては復習と情報のアップデートとして、本書がお役に立てたら幸いです。

　そして、ちょっと気が早いですが、もし第3版ができるようでしたら、その頃の心不全診療はどうなっているのだろう、心不全療養指導士はどのような進化と発展をしているのだろうと、今から楽しみでなりません。みなさんとともに心不全患者さんへの医療・看護を充実させていけることを、願っています。

2024年1月

木田圭亮

改訂2版

ナースが知りたい心不全のキホン CONTENTS

第Ⅰ章 病態・症状についてのキホン

編　集

木田圭亮　聖マリアンナ医科大学薬理学准教授

執　筆

Ⅰ-1　堀内 優　三井記念病院循環器内科医長
　　　渡邉龍司　三井記念病院循環器病棟看護師（心不全療養指導士）

Ⅰ-2　松川龍一　福岡赤十字病院循環器内科副部長
　　　平島 洸　福岡赤十字病院看護部北入院棟3階看護師（心不全療養指導士）

Ⅰ-3　奥村貴裕　名古屋大学医学部附属病院重症心不全治療センター副センター長／循環器内科病院講師
　　　梅田香織　名古屋掖済会病院看護部（慢性心不全看護認定看護師）

Ⅰ-4　小林正武　東京医科大学循環器内科学分野助教
　　　篠原幸枝　東京医科大学病院循環器内科病棟（慢性心不全看護認定看護師）

Ⅱ-1　湯浅直紀　群馬大学医学部附属病院循環器内科
　　　小保方 優　群馬大学医学部附属病院循環器内科病院講師
　　　松村恵子　群馬大学医学部附属病院看護部（慢性心不全看護認定看護師）

Ⅲ-1　今村輝彦　富山大学第二内科准教授
　　　宮下大史　富山大学附属病院CCU（慢性心不全看護認定看護師）

Ⅲ-2　衣笠良治　鳥取大学医学部附属病院循環器内科講師
　　　万場みどり　鳥取大学医学部附属病院看護部病棟5階A（慢性心不全看護認定看護師）

Ⅳ-1　金光陽子　聖マリアンナ医科大学循環器内科
　　　井上千晴／嶋田 巧／矢島裕徳／栗原さゆり／井村凪彩／川道有加／
　　　篠田八重子／石阪光央／利川順希
　　　聖マリアンナ医科大学病院看護部

Ⅳ-2　鈴木規雄　聖マリアンナ医科大学東横病院心臓病センター医長
　　　秋山幸恵　聖マリアンナ医科大学東横病院医療支援連携室（慢性心不全看護認定看護師）

Ⅳ-3　柴田龍宏　久留米大学医学部内科学講座心臓・血管内科助教
　　　本山公子　久留米大学医療センター看護部（慢性心不全看護認定看護師）

Ⅳ-4　渡邉雅貴　医療法人社団みやび 理事長／みやびハート＆ケアクリニック 院長
　　　冨岡嘉行　みやびハート＆ケアクリニック 副看護部長

Column　眞茅みゆき　北里大学看護学部看護システム学教授

第 I 章

病態・症状に
ついての
キホン

1 そもそも心不全とは?

① 心不全とは？

　日本循環器学会と日本心不全学会により、「心不全とは、心臓が悪いために、息切れやむくみが起こり、だんだん悪くなり、生命を縮める病気です。」と定義されています[1]。心不全という病気の様子を非常にわかりやすく表している表現であり、ポイントは 3 つあると思います。

心臓が悪い

　心臓の機能が低下する病気はたくさんあります。狭心症、心筋梗塞などの冠動脈の病気。高血圧による心肥大。大動脈弁狭窄症や僧帽弁逆流症などの弁の病気。心房細動などの不整脈。拡張型心筋症や肥大型心筋症などの心筋の病気。何らかの心臓の異常が心不全の根本にあります。

息切れやむくみが起こる

　心臓の機能が悪いために塩分や水分がたまり、うっ血の症状がでます。おもには息切れや足のむくみ、夜に横になって眠れないなどの呼吸困難の症状が起こることもあります。

だんだん悪くなり、生命を縮める

　心不全は徐々に進行し死に至ることもある進行性の病気です。現在は 図1 [2] のようにステージ A から D までに分類されており、だんだんと悪化しながら心不全入院を繰り返し、生命を脅かす危険のある病気です。

ナースの目

　患者さんには心不全が徐々に悪化する病気であることを理解してもらい、自分がどのステージにいてどんな治療が必要なのか一緒に考えましょう。

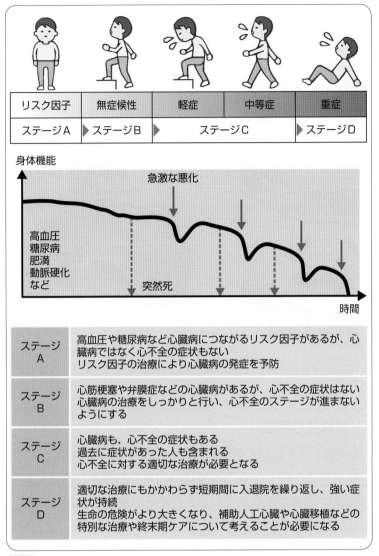

リスク因子	無症候性	軽症	中等症	重症
ステージA	ステージB	ステージC		ステージD

身体機能

急激な悪化

高血圧
糖尿病
肥満
動脈硬化
など

突然死

時間

ステージ A	高血圧や糖尿病など心臓病につながるリスク因子があるが、心臓病ではなく心不全の症状もない リスク因子の治療により心臓病の発症を予防
ステージ B	心筋梗塞や弁膜症などの心臓病があるが、心不全の症状はない 心臓病の治療をしっかりと行い、心不全のステージが進まないようにする
ステージ C	心臓病も、心不全の症状もある 過去に症状があった人も含まれる 心不全に対する適切な治療が必要となる
ステージ D	適切な治療にもかかわらず短期間に入退院を繰り返し、強い症状が持続 生命の危険がより大きくなり、補助人工心臓や心臓移植などの特別な治療や終末期ケアについて考えることが必要になる

図1 **心不全のステージ**（文献2を参考に作成）

② 心不全を起こす疾患は？

　心臓の機能が悪化し、心不全の原因となる病気は数多くあります。心不全の患者さんを診る場合は、何が原因で患者さんの「心臓が悪い」状態になっているかをしっかりとアセスメントする必要があります。心不全がなぜ起こるのか、そして心不全を引き起こす可能性のある病気を理解することは、適切なケアを提供するだけでなく、生活習慣の改善や治療法について患者さんと一緒に考える上でも役立ちます。

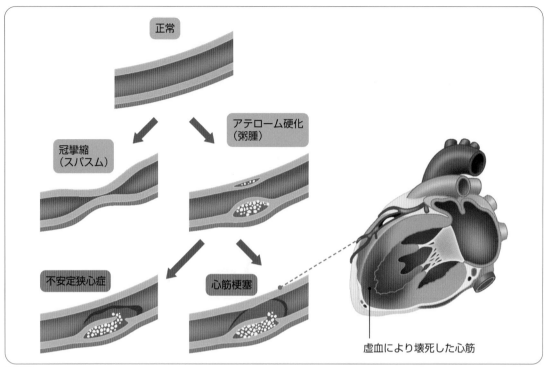

図2 虚血性心疾患

虚血性心疾患

　心筋に血液を供給する冠動脈が動脈硬化のために狭窄し、心筋へ血液が流れなくなることで狭心症や心筋梗塞が発症します（**図2**）。血液が流れなくなることでその部分の心筋が壊死し、心筋が全身に血液を送り出すポンプの力が低下すると、血液がうっ滞し心不全の症状をきたします。また、心筋梗塞を起こしていない部分も壊死した心筋の分まで頑張って働こうとするため、長期的に経過をみると徐々に心機能が低下し、疲れ切った心臓がゴムのように伸びて心臓が大きくなり、心不全となることが知られており、リモデリングと呼ばれています。

　狭心症や心筋梗塞を起こさないように、高血圧、脂質異常症、糖尿病、喫煙といったリスク因子をコントロールすることが大切です。ひとたび心筋梗塞となり、大きな心筋の壊死を認めた場合は、ACE阻害薬などによる心不全の予防が必要です。

高血圧症

　高血圧の患者さんは非常に多く、血圧が高い状態が続くと心臓

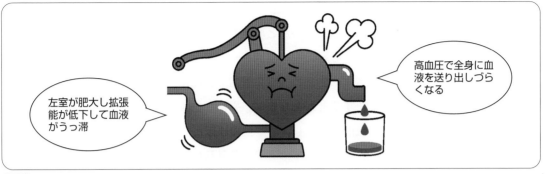

左室が肥大し拡張能が低下して血液がうっ滞

高血圧で全身に血液を送り出しづらくなる

図3 高血圧

に負担がかかり、徐々に心機能が低下して心不全の原因となることがあります。心臓が、高い血圧に対抗して全身に血液を送り出そうと働くため（**図3**）、左心室の壁が徐々に厚くなることを左室肥大といいます。壁が厚く、硬くなった左心室は、拡張期に広がって血液を受け入れる機能（拡張能）が低下するため、血液がうっ滞して心不全の症状を呈します。

　高血圧は有病率の高い病気ですが、心不全発症のリスク因子であることを意識し、適切な降圧治療で心不全を予防することが必要です。

糖尿病

　糖尿病の合併症としては心筋梗塞や脳梗塞といった血管の病気を思い浮かべる方も多いと思いますが、実は糖尿病患者さんには心不全が発症することが多く、ひとたび心不全を合併するとその予後は非常に悪いことが報告されています[3]。糖尿病は狭心症や心筋梗塞のリスク因子なので、虚血性心疾患を介して心不全の発症を引き起こすこともありますし、高血糖により糖化した異常な物質が心臓に沈着することで心不全の原因となることもあります。

　糖尿病の治療は血糖コントロールですが、これまでの方法では血糖はコントロールできても心不全の発症は予防できませんでした。SGLT2阻害薬は、糖尿病患者さんの心不全発症を予防することができる薬物療法であり、糖尿病治療薬として広く用いられ始めています。

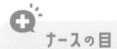

ナースの目

高血圧や糖尿病といったありふれた疾患も心不全の原因になります。しっかりとコントロールを行い心不全の発症を予防しましょう。

≡ 心臓弁膜症

　心臓には心房と心室や肺動脈、大動脈の間に逆流防止の弁があり、心臓の中の血流を一方通行に保っています。加齢による弁の劣化や生まれつきの異常などにより、弁の部分で狭窄や逆流をきたすことがあります。異常な血液の流れが続くと、徐々に心臓の機能が低下し、心不全の原因となります（図4）。

　治療の基本は心臓血管外科による弁の修復や置換などの開胸手術になります。一方で最近では、大動脈弁狭窄症患者さんに対す

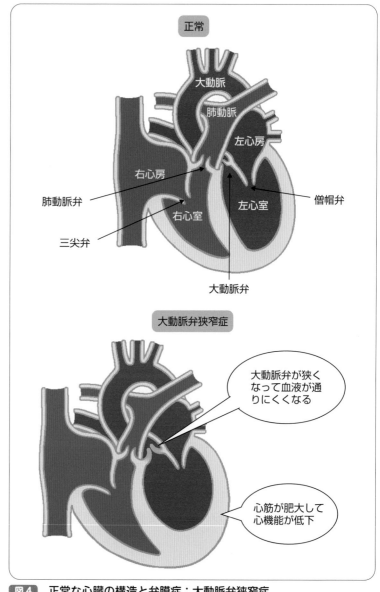

図4　正常な心臓の構造と弁膜症：大動脈弁狭窄症

るカテーテル治療（TAVI）や、僧帽弁逆流症患者さんに対する MitraClip™ などの新しいカテーテル治療が、リスクの高い高齢患者さんにも行われるようになっています（p.111 参照）。治療に際してはハートチームによる適応に関する議論を十分に行う必要があります。

≡ 心房細動

　心房細動は肺静脈の電気的な異常のために心房が急速かつ不規則に収縮することで（図5）、心室へのリズムの伝わり方の異常を引き起こし、心拍が不整になる病気のことです。動悸の自覚症状をきたし、合併症として脳梗塞が有名ですが、心不全をきたすことも多くあります。

　心房細動による頻脈が持続する場合は、心室が早いリズムで収縮し続けるために、疲弊してしまい頻脈誘発性心筋症と呼ばれ心機能低下を引き起こします。この場合は β 遮断薬などによる心拍数のコントロールや、カテーテルアブレーションによる心房細動の根本治療を行う必要があります。また、心房細動は高度の徐脈を合併することも多く、十分な心拍数を保てずに心不全をきたすことがあります。この場合はペースメーカの植込みが必要になります。

> ### ナースの目
> 　心臓弁膜症のカテーテルによる治療は、患者さんを中心とした医師、看護師、薬剤師、理学療法士、栄養士、ソーシャルワーカーなどによるハートチームで一丸となって取り組む必要があります。

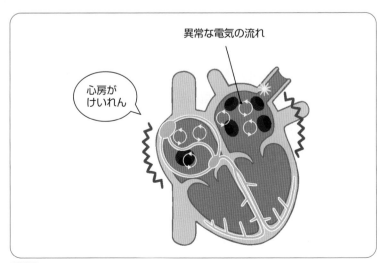

図5　心房細動

アミロイドーシス

　心アミロイドーシスは、アミロイドと呼ばれる異常なタンパク質が臓器に沈着する疾患です。アミロイドーシスには、いくつかの種類があります。骨髄の形質細胞の異常により免疫グロブリン軽鎖の産生が亢進し、蓄積することでアミロイドーシスとなるタイプを AL アミロイドーシスと呼びます。肝臓で産生される蛋白質トランスフェレチン（TTR）がアミロイドとなり組織に沈着するタイプを ATTR（transthyretin amyloidosis）と呼び、遺伝性のものと、高齢者に多く見られる野生型のものがあります。タファミジスという ATTR の進行を遅らせる治療薬が用いられるようになり、注目を集めています。アミロイドーシスの診断は難しいことが多く、息切れや下腿浮腫などの心不全 の症状に加え、臓器にアミロイドが沈着したことによっていろいろな症状を認めます。

抗がん薬による心不全

　抗がん薬の中には心臓の筋肉の障害を引き起こすものがあり、心機能が低下し心不全となることがあります。血液疾患やリンパ腫などに対して用いられるアントラサイクリンや、乳がんの治療に用いられる HER2 阻害薬などです。がんの治療歴がある患者さんで心不全となった場合は、抗がん薬の治療内容を必ず確認することが必要です。

心筋症

　上記のような明らかな心不全となる原因がなくても、心臓の筋肉の異常ため、心臓が徐々に拡張して心機能が低下したり（拡張型心筋症 図6 ）、心筋が徐々に肥大してくるために心不全の原因となることがあります（肥大型心筋症）。

③ 心不全の症状

　心臓は全身に血液を循環させるポンプの働きをしているため、機能の障害により、血液が心臓の手前で滞るうっ血の症状と、心臓から全身に送り出せない低拍出の症状が起こります（ 図7 ）。よく目にするのはうっ血の症状ですが、低拍出の症状はわかりに

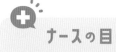

ナースの目
　たくさんの病気が心不全の原因となることがあります。患者さんを受け持つたびに、心不全の原因について調べてみましょう。

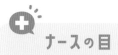

ナースの目
　心不全の症状を患者さんにも理解してもらい、自分の症状に気を配るように患者教育を行う必要があります。

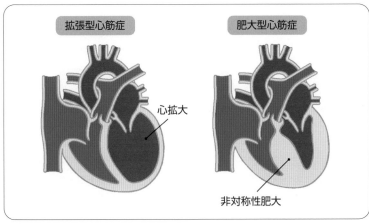

図6 心筋症

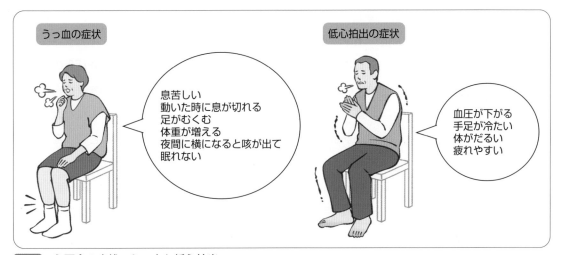

図7 心不全の症状：うっ血と低心拍出

くいことも多く、重症の患者さんに認める場合が多いため注意が
必要です。

左室駆出率による分類

　左心室が一回の収縮でどれだけ血液を送り出せるかを評価する
指標に左室駆出率（ejection fraction；EF）があります。一回の
心臓の収縮で心臓から送り出される血液量÷収縮前に心臓にあっ
た血液量×100（%）で計算されます。心臓が血液をどれだけう
まく送り出しているかを表す指標であり、心不全の分類に用いら
れています[1]（**図8**）。

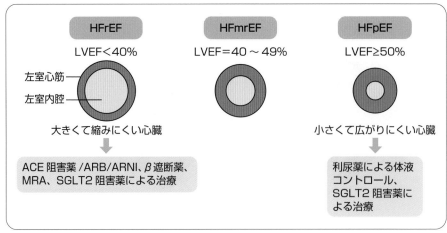

図8 左室駆出率による心不全の分類

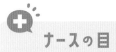
●**HFrEF（Heart failure with reduced ejection fraction：左室駆出率が低下した心不全）**

日本の急性・慢性心不全のガイドラインでは HFrEF の基準は LVEF が 40％以下とされています[1]。HFrEF の患者さんは、左心室が拡大し、収縮する力が低下してきます。おもな原因としては心筋症が挙げられますが、狭心症や心筋梗塞などによる心不全でも HFrEF となることがあり、その原因は多岐にわたります。

HFrEF の治療は、ACE 阻害薬/ARB/ARNI、β遮断薬、MRA、SGLT2 阻害薬の 4 剤治療が基本になります。薬物療法を十分に行っても心機能が改善しない場合は、植込み型除細動器が適応になることもあります。

●**HFpEF（heart failure with preserved ejection fraction：左室駆出率が保たれた心不全）**

HFpEF は心不全の症状を認めるものの、左室駆出率は保たれており、左室が拡張する力が低下している状態です。左室駆出率は 50％以上と定義されています。左室がうまく拡張して血液を受け入れることができないので、血液がうっ滞して心不全の症状を呈します。HFpEF と関連が強い原因や背景としては、高齢、高血圧、心房細動、糖尿病、肥満などが挙げられます。

HFpEF の治療は利尿薬の調整でうっ血の症状をとることに加え、欧米のガイドラインでは SGLT2 阻害薬の使用が推奨されています。

●HFmrEF（heart failure with mildly reduce ejection fraction：左室駆出率が軽度低下した心不全）

　心不全を左室駆出率のみで HFrEF と HFpEF の二つにはっきりと分類するのは難しいことなどから、左室駆出率が 40% 以上 50% 未満を HFmrEF と呼び、患者さんの特徴は HFrEF と HFpEF の中間に位置します。

引用・参考文献

1）　日本循環器学会 / 日本心不全学会．急性・慢性心不全診療ガイドライン（2017 年改訂版）．https://www.j-circ.or.jp/cms/wp-content/uploads/2017/06/JCS2017_tsutsui_h.pdf（2023 年 11 月閲覧）．
2）　日本心不全学会『心不全手帳（第 3 版）』作成委員会．心不全手帳第 3 版．2022．http://www.asas.or.jp/jhfs/topics/files/shinhuzentecho/techo3_book1.pdf?20221223（2023 年 11 月閲覧））
3）　Alain G Bertoni et al. Heart failure prevalence, incidence, and mortality in the elderly with diabetes. Diabetes Care. 27（3），2004, 699-703.

（堀内 優／渡邉龍司）

2 急性心不全の病態とは？

① 急性心不全の病態って？

急性心不全ってどんな状態？

急性心不全は、心臓が十分な血液を全身へ送り出せない状態を指します。心臓のポンプ機能が低下し、循環障害が生じることで、患者さんはさまざまな症状を経験します。心臓のポンプ機能が末梢組織の血液の必要量を満たせないため、末梢組織に酸素と栄養素が適切に供給されない結果、浮腫や臓器障害などが生じてしまいます。

2017年の急性心不全・慢性心不全ガイドライン[1]において急性心不全は「心臓の構造的および/あるいは機能的異常が生じることで、心ポンプ機能が低下し、心室の血液充満や心室から末梢への血液の駆出が障害されることで、種々の症状・徴候が複合された症候群が急性に出現あるいは悪化した病態」と定義されています。心臓の機能が低下することで血行動態の不均衡が生じますが、通常はそれを何とか代償しようと頑張っています。なので、慢性心不全の安定している状況、もしくは心不全ステージBの状況で左室拡張末期圧が高い状況はあっても、ある閾値を超えるまでは心不全の症状としては現れません。つまり、何とか水面に顔が出ないように踏ん張って息を潜めている状況と言えます。しかし、そこに塩分の過剰摂取、過労、感染など心不全増悪契機（ 表1 ）[2]に背中を押される形となり、その代償が効かなくなることでさらなる左室拡張末期圧の上昇が起こり、その閾値を超えてしまいます。つまり、今まで水中で何とか耐えていたところから水面に浮上することで、ついに急性心不全の症状が現れます（ 図1 ）。急性心不全には慢性心不全の再増悪の場合もあれば、新規の心不全発症も含まれます。急性心不全と慢性心不全との境

> **用語解説**
>
> **左室拡張末期圧**
> 　左室が収縮する直前の左室の圧で、肺うっ血の指標になります。正常値は6～12mmHgで、左房圧や肺動脈楔入圧とほぼ同じ値になります。

表1 心不全再入院の原因

塩分・水分制限の不徹底	33%
感染症	20%
過労	12%
治療薬服薬の不徹底	11%
不整脈	11%
身体的・精神的ストレス	5%
コントロール不良の高血圧	4%
合併疾患の増悪	4%

（文献2より）

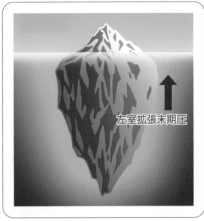

図1 心不全発症のイメージ

界線を引くことは非常に難しく、急性期から慢性期までシームレスに管理をしていく必要があります。

急性心不全の症状

急性心不全では、心臓の機能が落ちることによって体のどこかで血液が足りない（低心拍出量症候群：low output syndrome；LOS）か、余っている状態（うっ血：congestion）による症状の2つが見られます。

うっ血による症状は、体うっ血による症状と肺うっ血による症状に分かれます。体うっ血による症状としては、浮腫、体重増加、食欲低下、肝腫大/右季肋部痛、悪心/嘔吐/便秘などがあり、症状ではありませんが頸静脈怒張は体うっ血を反映します。一方、肺うっ血による症状としては労作時息切れ、喘鳴、咳嗽、起坐呼吸、発作性夜間呼吸困難などがあります。起坐呼吸、発作性夜間呼吸困難は特に急性心不全の症状として重要であり、これらの症状があるようであればすぐに急性心不全を考えます（図2）。

低心拍出量症候群による症状としては血圧低下、倦怠感、末梢冷感、チアノーゼ、意識障害、乏尿などがあります。しかし、低心拍出量症候群による症状は全体の10〜20%程度にしか認められず、急性心不全の症状の大半はうっ血によるものが占めます。低心拍出量症候群による症状を認めた場合は、重症心不全である可能性を頭に入れておかなければなりません。

ナースの目

症状緩和と多方面へのアセスメント

急性心不全では、うっ血や低灌流に伴う症状が急激かつ顕著に表れており、患者さんは身体症状に加え、死への恐怖や安静制限によるストレスなどさまざまな苦痛を抱えながら治療を受けることになります。身体的所見（呼吸苦・胸部症状・浮腫など）の観察と併せ早期より多方面からの情報（生活歴、社会背景、家族関係など）を収集していきながら、患者さんの苦痛を最小限にできるようなケアを検討していきましょう。

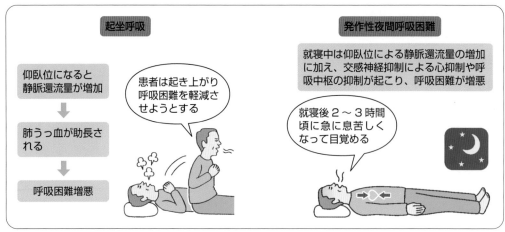

図2 急性心不全の症状

急性心不全の血行動態を考えてみる

心不全の血行動態は、前負荷・後負荷・心ポンプ機能の3つから規定されます。

●前負荷とは？

前負荷は、心臓が収縮する直前に心室にかかる負荷になります。具体的には心室に流入する血液量（＝循環血液量）が前負荷であり、「容量負荷」と言い換えることができます。心臓からの拍出量は、心室の収縮が始まる直前にどれだけ心筋が伸ばされているかということで決まってきます。風船をイメージしてみてください。正常な心臓であれば風船にたくさん水が入ればそれだけ多くの水を絞り出すことができます。つまり心拍出量は前負荷が増えるほど増加します。しかし、心機能が低下した心臓では風船が伸びきってしまい、あまり水を絞り出すことができなくなってしまいます。つまり、前負荷が多くなりすぎると逆に心拍出量が低下してしまいます。これは Frank-Starling 曲線で説明されます（**図3**）。横軸が前負荷、縦軸が心拍出量を表しています。横軸で右に行くほど心拍出量が増えていますが、不全心ではこの曲線が下方にシフトしており、前負荷が増えすぎると逆に心拍出量が低下してしまうのがわかるかと思います。

●後負荷とは？

後負荷は、心臓が収縮した直後に心臓にかかる負荷になります。心臓はポンプとして動脈圧に逆らって血液を動脈に送り出しています。この動脈圧もしくは末梢血管抵抗が後負荷を規定しており、

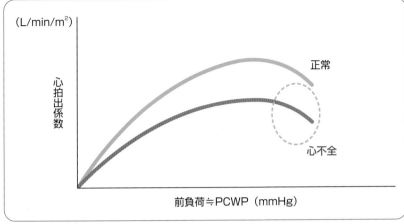

図3 フランク・スターリング曲線
心不全の場合曲線が下方にシフトしており、前負荷が増えすぎると逆に心拍出量は低下
してしまう。

「圧負荷」とも言い換えることができます。後負荷が高いという
ことは、圧の非常に高い出口に向かって心臓は血液を送り出さな
ければならず、心臓にとってはものすごく負担になるわけです。
よって、後負荷の上昇により心拍出量は低下することになります。

●心ポンプ機能とは？

　血行動態を規定する最後の因子は、心臓自体のポンプの問題で
す。心臓のポンプの機能自体が落ちていれば、当然心拍出量は低
下してしまいます。

　このように、前負荷・後負荷・心ポンプ機能の3つの要素によ
り最終的に心臓から血液を送り出せるかが決まります。そして、
重要なことは、これらの要素は心不全の状態や治療介入により刻
一刻と変化していくものであり、治療過程においてこれらの要素
がどういった状態にあるのかを常に観察しておく必要があるとい
うことです。

なぜ、EF は良いのに心不全になるの？

　エコーで心臓の収縮能を表す指標として、左室駆出率（ejection
fraction；EF）が使用されます。この指標は非常にわかりやすく、
心不全の分類にも使われます。EF が低下した心不全（EF 40% 未
満）を HFrEF（Heart Failure reduced EF）、EF の保たれた心不

ナースの目

**根拠に基づいた病態の
理解**

　心不全を理解する上で心
臓の代償機転を理解するこ
とは大切です。普段使用し
ている薬剤においても、こ
れら（前負荷・後負荷・心
ポンプ機能）のどの部分に
作用し、どう変化している
かを考えることで、治療の
一連の流れの理解を深める
ことができます。

用語解説

**EF
（ejection fraction）**
　エコーでの左室の収縮能
を表す指標になります。
　EF ＝左室拡張末期容積
－ 左 室 収 縮 末 期 容 積
（=stroke volume）/ 左 室
拡張末期容積
　の式で計算されます。

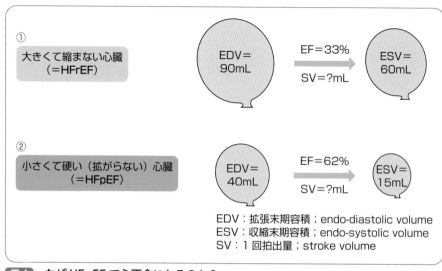

図4 なぜ HFpEF で心不全になるのか？

図の内容:

① 大きくて縮まない心臓（＝HFrEF）
EDV=90mL → EF=33%, SV=?mL → ESV=60mL

② 小さくて硬い（拡がらない）心臓（＝HFpEF）
EDV=40mL → EF=62%, SV=?mL → ESV=15mL

EDV：拡張末期容積；endo-diastolic volume
ESV：収縮末期容積；endo-systolic volume
SV：1回拍出量；stroke volume

全（EF 50% 以上）を HFpEF（HF preserved EF）、EF が軽度低下した心不全（EF 40% 以上、50% 未満）を HFmrEF（HF mildly reduced EF）と呼びます。昔は救急外来に呼ばれてエコーをして、EF が良いから心不全ではないと言っている循環器内科医をよく見かけることがありました（そもそもエコーで急性心不全は診断できません）。では、なぜ EF が保たれた HFpEF の患者さんは心不全になるのでしょうか？

　心拍出量は 1 回拍出量（stroke volume）に心拍数を掛けたものになります。この stroke volume が心臓のポンプ機能を表します。stroke volume は左室拡張末期容積から左室収縮末期容積を引いた値になります。つまり、左室が一番広がった時と左室が一番縮んだ時の差ということになりますが、この stroke volume が低下することが心不全の原因です。HFrEF の患者さんは心臓が大きくなって stroke volume を維持しようとします。一方、HFpEF の心臓は小さくて硬い（拡がらない）心臓になります。**図4** のような風船をイメージしてみて下さい。①が HFrEF、②が HFpEF の心臓です。stroke volume は一番心臓が広がった時から一番縮まった時の容積を引いた値でした。計算してみると、それぞれ 30mL と 25mL になります。つまり、EF が悪い①の風船の方が stroke volume は多いですよね？ EF が良くても stroke volume が少ないことはよくあります。これが、EF が良くても

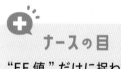

ナースの目

"EF 値" だけに捉われないで

　心不全治療の中でよく目にする指標が EF の値ですが、EF 値のみで病態を判断するものではないことは覚えておきましょう。また、EF の値によって重症度が決まるわけではありませんが、ＨＦｒＥＦ、ＨＦｐＥＦ（HFmrEF）の各分類では治療方針や薬剤選択も異なってくるため、どの分類にいるかは必ず確認するようにしましょう。

心不全になる理由です。心不全の病態を考える時にこの stroke volume を常に意識しておくことが重要であり、決して EF で判断するものではないということはぜひ知っておいてください。

② 急性心不全の超急性期、初期対応はどうする？

急性心不全の初期対応は、迅速かつ総合的なアプローチが求められます。患者さんの症状や循環動態の変化に素早く対応することで、予後の改善が期待できます。

☰ 時間軸を意識した超急性期の初期対応

時間軸を意識した初期対応が重要です。症状の変化や循環動態の急変をしっかりとモニタリングし、早期に診断と介入を行います。特に、呼吸困難や浮腫の増悪などの症状の悪化には敏感に対応する必要があります（図5）[1, 3]。

最初の 10 分で速やかに患者さんの血行動態を把握します。この際のポイントは視覚、聴覚、触覚をフルに活用して患者さんを観察します。まず、視覚で患者さんの呼吸状態、頚静脈怒張の有無を観察、さらにモニターをつけることで血圧、心拍数、経皮的動脈血酸素飽和度（SpO$_2$）などを速やかにチェックします。この時点で心原性ショックがあれば速やかに強心薬や機械的循環補助（MCS）の使用を検討します。次に聴覚ですが、喘鳴が強ければ聴診器を使わなくてもすぐにわかりますし、さらに聴診により湿性ラ音や心雑音（特に大動脈弁狭窄症による駆出性収縮期雑音や僧帽弁閉鎖不全症による汎収縮期雑音）などを確認します。最後に触覚は非常に重要です。患者さんの手足に触れることで、浮腫があるかどうかの確認、冷感があるかどうかの確認を一瞬で行うことができます。浮腫があれば体液貯留があること、末梢冷感があれば末梢低灌流があることが疑われます。

これらの情報を元に目の前の患者さんが Nohria-Stevenson 分類のどこにいるかを把握することで、治療戦略を適切に調整できます（図6）。

これらの最初の 10 分で得られた情報を元に次の 60 分では初

用語解説

機械的循環補助（mechanical circulatory support；MCS）

重症心不全において読んで字のごとく自己の心臓だけでは保てなくなった循環を機械でサポートすること。MCS を行う判断は非常に重要で、判断が遅れると致命的な結果になってしまう。具体的な方法については後述。

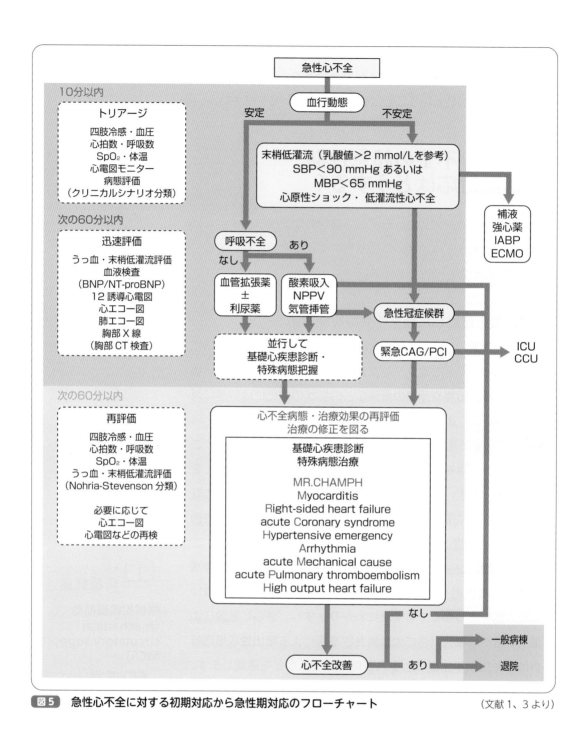

図5 急性心不全に対する初期対応から急性期対応のフローチャート

（文献 1、3 より）

期治療を開始します。体液貯留が明らかであれば前負荷軽減のための利尿薬の投与、血圧が高値であれば後負荷軽減のために血管拡張薬の投与を検討します。低酸素血症があればまず酸素投与を行います。低酸素血症が強い場合は迷わずに非侵襲的陽圧換気（non-invasive positive pressure ventilation；NPPV）もしくは

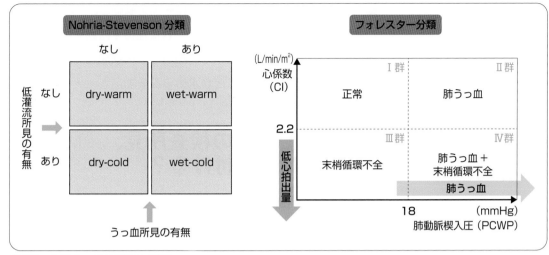

図6　心不全の病態把握の指標

気管挿管を考慮します。低酸素血症を遷延させてしまうと重篤な
臓器障害を進行させるということに直結しますので迅速な判断が
要求されます。

　そして、これらの治療と並行して採血、胸部X線（レントゲ
ン）、心エコーなどを用いて最初の10分で得た情報をさらに補強
していきます。そして、次の60分では身体所見、検査所見の再
評価を行い、初期治療が妥当であったかどうかの判断を行います。

初期対応が遅れると予後不良

　これらの初期対応が遅れると予後不良のリスクが高まります。
日本で行われた急性心不全のレジストリ研究であるReality
AHF[4]において、急性心不全患者さんが来院してから最初のフロ
セミド投与までの時間が遅れるほど院内死亡が増加するというこ
とが報告されました。急性心不全は、初期対応が遅れ、低酸素血
症が遷延することで臓器障害やさらなる合併症を引き起こす可能
性があるため、早期の適切な治療が不可欠です。

併存症がないかの確認

　初期対応の時点で併存症がないかの確認も重要です。高血圧症
や糖尿病、腎機能障害、肺炎などの併存は、急性心不全の診断と
治療に影響を与える要因です。これらの併存症は心臓の負担を増
大させ、心不全の進行を加速させる可能性があります。そのため、

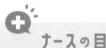

ナースの目

迅速なアセスメント

　超急性期の初期には、と
にかく迅速な対応が求めら
れます。病院ではモニター
や血圧計の値に目が行きが
ちですが、まずは「何かお
かしい」と気づくことが大
切です。五感をフル活用し、
ABCD評価や心不全徴候
の観察を瞬時に行いましょ
う。

適切な評価を行い、総合的なアプローチを取ることが重要です。

　初期対応において、症状の進行や合併症の早期発見が予後に大きな影響を及ぼすことを理解し、患者さんの状態を的確に評価しながら適切な処置を行うことが求められます。

③ 急性心不全の検査所見、どこに気を付ける？

　急性心不全の検査所見を正しく評価することは、患者さんの状態を把握し適切な治療戦略を選択するために欠かせません。

≡ BNP/NT-pro BNP どう見る？

　BNP や NT-proBNP は心不全の診断や重症度を評価する際の重要なバイオマーカーです。心臓が負荷を受けると、BNP の分泌が増加します。BNP の値が高いほど心臓の負担が大きいことを示し、治療方針の決定に役立ちます。正常値の範囲や基準値について把握し、BNP 値を適切に解釈することが大切です。初発の心不全の患者さんでは BNP が 3 桁あればほぼ心不全と診断して問題ありません。

　では、慢性心不全再増悪の患者さんが BNP 200pg/mL の状態で来院した場合、この人はすぐに入院が必要でしょうか？ 慢性心不全の患者さんの場合は心不全増悪がない状態でも BNP の値が高値であることが多く、普段の値との相対的な評価が必要になります。普段外来で BNP 200pg/mL で症状なく経過していた人が息切れの症状を伴い、BNP が 400pg/mL であれば慢性心不全急性増悪を疑いますが、BNP の値が 200pg/mL のままであれば違う原因を考えないといけません。心不全の診断は臨床所見によって行うものであり、BNP はそれを補うものです。NT-proBNP もBNP と同様の考え方で良いのですが、NT-proBNP は腎機能の影響を受けやすいということは注意が必要です。

≡ 生化学検査の所見で見るべきポイント（腎機能、Alb、貧血など）

　生化学検査結果を評価する際には、腎機能やアルブミン、血液

中のヘモグロビン値などに注目します。

● 腎機能

腎機能は心不全の治療によって変化します。経過中に腎機能が増悪した場合、どういった対応をするでしょうか？例えば心不全増悪による腎うっ血で腎機能が低下しているのに、脱水による腎機能増悪と判断してしまうと、完全に真逆の治療を行ってしまいます。臨床所見も含めた総合的な判断が必要になります。

● 低アルブミン血症

低アルブミン血症も注意が必要です。低アルブミン血症の状態では血管内脱水になり血行動態に影響してきます。さらにループ利尿薬の反応が悪くなることも知っておかなければならず、心不全における低アルブミン血症は速やかに介入が必要です。

● 貧血

貧血に関しても心不全の血行動態に影響を与える重要な因子です。重度の貧血があれば輸血を行うことも必要になります。また、心不全患者さんの約半数に鉄欠乏が合併すると言われています。なので、心不全患者さんが入院した場合は鉄欠乏の合併がないかどうかフェリチンおよび TSAT（transferrin saturation：トランスフェリン飽和度）による鉄欠乏のスクリーニングが必須です。

胸部 X 線写真や心エコーでの評価

● 胸部 X 線写真

胸部 X 線写真は心拡大があるかどうか、肺うっ血があるか、胸水があるか、肺炎の合併はないかなどをチェックします。また、治療経過とともに肺うっ血や胸水が軽快、心拡大が改善していく過程などをフォローしていきます。

● 心エコー検査

心エコー検査は、心臓の機能評価や構造評価をするのに用います。心室の大きさや収縮力、弁膜症の有無など背景疾患の評価を行うとともに三尖弁圧較差（transtricuspid pressure gradient；TR-PG）などの経過を追うことで治療経過をチェックすることにも使用します。よく、救急外来からのコンサルトで、「心不全かどうかエコーしてください」と言われますが、そもそも心エコーだけで急性心不全かどうかの診断をつけることはできません。

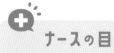
臨床所見

　胸部X線、採血、各生理検査などを経て、心不全に対する治療効果の判定は行われます。各検査結果を確認しながら現在起こっている症状と結びつけ、さらに併存疾患などの影響はないか確認していきましょう。右心カテーテル検査ではより細やかなデータが得られるため、治療方針の決定や患者指導にも有用です。

押さえておきたい右心カテーテル検査所見

　右心カテーテル検査は、肺動脈圧や中心静脈圧、心拍出量を評価するために行われます。肺動脈楔入圧と心拍出量からForrester 分類（図6）のどこにいるかが推定できます。フォレスター分類を見ると前述の Nohria-Stevenson 分類とほぼ同じものを見ていることがわかるかと思います。つまり、身体所見だけでは血行動態の把握に悩む場合、重症症例においては積極的に右心カテーテル検査を行うことで視覚的に血行動態を把握することができるようになります。

　これらの検査所見を総合的に評価し、患者さんの状態を把握することで、最適な治療戦略を立案できます。検査結果は治療の進行をモニタリングし、必要に応じて調整するための重要な情報源です。

❹ 急性心不全の治療について考えてみる

　急性心不全の治療は、循環動態の安定化と症状の軽減を目指して行われます。治療の観点からいくつかの重要なポイントを考えてみましょう。

血行動態を考えながら治療する

　急性心不全の治療においては、循環動態を維持しつつ心臓の負荷を軽減することが重要です。急性心不全の患者さんごとに何が心不全増悪の原因となっているのか、「前負荷を減らすべきなのか、後負荷を減らすべきなのか、それとも両方なのか、または心臓の収縮能自体を立ち上げてあげないといけないのか」、こういったことを個々の患者さんにおいて考え、治療方針を決定してきます。これらの要素は単独ではなく、複数オーバーラップしていることも多々あります。確かに、心不全の症状の大部分はうっ血になりますので利尿薬を使うことが多いわけですが、決して「全ての心不全の治療＝利尿薬」という線形の考え方にとらわれずに、個別の症例に合わせた総合的な治療戦略を検討することが重要です。

うっ血は素早く取り除かないと予後不良

繰り返しになりますが、急性心不全患者さんの症状の大半は「うっ血」によるものです。うっ血を素早く解消することは、急性心不全の重要な治療目標です。患者さんの症状を速やかに改善することは患者さんの QOL（quality of life）を向上させるためにも重要です。さらに QOL だけではなく、早期にうっ血を解除できないと退院後の予後を悪くするという報告[5]もあり、これまで以上にスピード感を持ってうっ血解除を行うことが求められる時代になっています。また、うっ血解除が速やかに行えると後述する慢性期治療の導入への移行へスムーズにつなげることにもなります。

薬物治療のキホン

前述した血行動態を考え、各症例において使用する薬剤の組み合わせを考えます。

● 前負荷軽減

①利尿薬

体液貯留による前負荷を軽減するための第一選択になります。ループ利尿薬（フロセミド、アゾセミド、トラセミド）、カリウム保持性利尿薬（スピロノラクトン、エプレレノン）、サイアザイド系利尿薬（トリクロルメチアジド）、水利尿薬（トルバプタン）などがありますが、まずはループ利尿薬を投与し、反応を見ながらそのままループ利尿薬を継続するのか、トルバプタンなどの併用を行うのかを数時間単位で判断していきます。

②血管拡張薬

静脈系を拡張することで血液を静脈系にプールし、前負荷を減らします。硝酸薬（ニトログリセリン、硝酸イソソルビド）、ナトリウム利尿ペプチド（カルペリチド）などがあります。これらの薬剤は利尿薬との組み合わせで使用していきますが、動脈拡張作用もあるため血圧が下がります。よって、血圧が低めの症例での使用は注意が必要です。

● 後負荷軽減作用

血圧を下げ、末梢血管抵抗を下げることで後負荷は下がります。その結果、stroke volume を上げることにつながります。

ナースの目

薬物治療と採血データ

心不全治療ではまず利尿薬が多く使用されますが、薬剤使用に伴う電解質バランスの変動に注意が必要です。さらには薬剤性の肝障害・腎障害などをきたすリスクもあるので、採血データは常に確認していきましょう。

血管拡張薬

　動脈系を拡張し、後負荷を軽減します。ACE 阻害薬やアンジオテンシン受容体拮抗薬（ARB）、サクビトリル・バルサルタン（アンジオテンシン受容体ネプリライシン阻害薬；ARNI）などがあります。また、これらの薬剤には静脈拡張作用もあります。前述の硝酸薬やナトリウム利尿ペプチドなども後負荷軽減作用はありますので、血管拡張薬の役割としては前負荷、後負荷軽減両方を期待して使用しますが、動脈系・静脈系どちらにより強く作用するかが薬剤によって変わります。

● 収縮力を上げる

　心臓自体にムチを打ち、収縮力を上げることで stroke volume を上げることを目的に使用します。強心薬としてジギタリス、カテコラミン（ドブタミン）、PDE 阻害薬（ミルリノン、オルプリノン）などを使用します。急性心不全の急性期において LOS を併発している場合、放置してしまうと容易に末梢低灌流による臓器障害が進行し、血行動態の破綻につながってしまいます。急性期にしっかりと血行動態を持ち上げない限り、慢性期治療につなげなくなります。よって身体所見や右心カテーテル検査により LOS があると判断した場合は、強心薬の使用を躊躇しないようにしましょう。

非薬物治療に踏み切るポイントは？

　上記のような重症心不全で血行動態が破綻してしまった場合、あっという間に臓器障害が進行してしまいます。臓器灌流低下に伴い、急性腎障害が併発することはよく経験します。尿量の確保が困難と判断した場合は速やかに腎代替療法を選択することも重要です。急性期を凌げれば腎機能も改善してきて、尿量も回復してくることに期待ができます。また、血圧低下による心原性ショックを伴う場合は後負荷軽減および冠血流増加を目指して大動脈バルーンパンピング（intra-aortic balloon pumping；IABP）、左室負荷軽減のために Impella™、完全に循環動態が破綻した場合の人工心肺（extracorporeal membrane oxygen；ECMO）などの機械的循環補助（MCS）の使用、さらには補助人工心臓（ventricular assist device；VAD）の決断を迫られる場面もあり

ます。常に血行動態を意識して管理することで導入のタイミング
を逃さないことが非常に重要です。

慢性期への移行を意識した急性期治療

　急性心不全の治療は、慢性期への移行を意識して行うことも重
要です。急性心不全の治療は血行動態の安定、症状の軽減が第一
の目標ですが、その先にある慢性期治療へしっかりとつなげると
いうことも非常に重要です。心不全は容易に再発を繰り返す疾患
であり、症状が取り除けたからそれで治療は終わりというわけで
はありません。症状を取り除く急性期治療から心不全再入院の予
防、死亡率低下といった予後改善を目的とした慢性期治療へとス
ムーズに移行する必要があります。急性期の症状を取り除く治療
だけではなく、急性心不全から慢性心不全へシームレスに管理を
行っていくことが非常に重要になります。

　急性心不全と慢性心不全の境界はあいまいであると最初に述べ
ましたが、慢性心不全の治療の一部はすでに急性期から始まって
いるということもその理由の一つです。ARNI、β遮断薬、ミネ
ラルコルチコイド受容体拮抗薬（MRA）、SGLT2 阻害薬の併用、
いわゆる Fantastic 4（ファンタスティック）の導入が HFrEF 患者さんの予後を改善す
る [6] ことはかなり広く周知されるようになってきました。これら
は慢性心不全に対する診療ガイドラインに基づく標準的治療
（Guideline directed medical therapy；GDMT）であるととも
に、急性期治療としても使用される薬であり、すでに急性期の時
点で慢性心不全に対する治療も開始されているというわけです。
また、心不全患者さんを診ていく上で予後改善だけでなく、QOL
の維持も非常に重要です。慢性心不全に対する GDMT において
ARNI や SGLT2 阻害薬は予後改善効果だけでなく、QOL 改善効
果も示されています。

　退院後早期に心不全で再入院してくる患者さんを多く経験しま
すが、そのような退院後早期のイベントをしっかりと押さえる、
さらには退院後の QOL 維持のためにも GDMT は可能な限り入
院中に導入を目指すことが重要です。

＊　　＊　　＊

　以上、急性心不全の治療について述べてきましたが、大事なの

ナースの目

シームレスな心不全管理

　心不全は増悪寛解を繰り返しやすい疾患です。増悪因子としては医学的要因・患者（生活）要因・社会的要因などがあり、さまざまな影響を受けやすい特徴があります。急性期の症状管理と並行し、早期より退院後を見据えた療養指導が必要となってきます。患者さんとともに症状や入院前の生活を振り返り、どう心不全と向き合っていくか、患者さんを含めた多職種チームで検討していくことで個別的な支援につながっていきます。

は個々の患者さんの血行動態がどのような状況にあるのかをしっかりと把握して、それに応じた適切な治療法を選択することです。

　また、急性心不全の治療の目標としては急性期の症状を取り除くということだけでなく、慢性心不全の治療薬の導入も含めて、急性期から慢性期の管理をシームレスに行っていくことが求められる時代になっています。

引用・参考文献

1)　日本循環器学会 / 日本心不全学会．急性・慢性心不全診療ガイドライン（2017 年改訂版）．https://www.j-circ.or.jp/cms/wp-content/uploads/2017/06/JCS2017_tsutsui_h.pdf（2023 年 11 月閲覧）
2)　Tsuchihashi, M. et al. Clinical characteristics and prognosis of hospitalized patients with congestive heart failure : a study in Fukuoka, Japan. Jpn Circ J. 64 （12）, 2000, 953-9.
3)　Mebazaa, A. et al. Acute heart failure and cardiogenic shock: a multidisciplinary practical guidance. Intensive Care Med. 42, 2016, 147-63.
4)　Matsue, Y. et al. Time-to-Furosemide Treatment and Mortality in Patients Hospitalized With Acute Heart Failure. J Am Coll Cardiol. 69 （25）, 2017, 3042-51.
5)　Oguri, M. et al. Efficacy of Rapid Decongestion Strategy in Patients Hospitalized for Acute Heart Failure. Circ J. 84 （6）, 2020, 958-64.
6)　Bauersachs, J. Heart failure drug treatment : the fantastic four. Eur Heart J. 42 （6）, 2021, 681-3.

（松川龍一／平島 洸）

3 慀性心不全の病態とは?

① 慀性心不全の概念

　わが国では、2000 年に慀性心不全治療[1]と急性重症心不全治療[2]の 2 つのガイドラインが発行されて以降、心不全は急性と慀性の 2 つの局面からとらえられていました。日本循環器学会の「慀性心不全治療ガイドライン（2010 年改訂版）」によれば、慀性心不全は、「慀性の心筋障害により心臓のポンプ機能が低下し、末梢主要臓器の酸素需要量に見合うだけの血液量を絶対的にまた相対的に拍出できない状態であり、肺、体静脈系または両系にうっ血をきたし、日常生活に障害を生じた病態」と定義されています[3]。一方米国では、「ACC／AHA 2005 Guideline Update for the Diagnosis and Management of Chronic Heart Failure in the Adult」から、心不全の病期としてのステージの概念を導入し、急性と慀性に区別することなく、その経過のなかで増悪を起こす病態ととらえています[4]。欧州もこれに倣って 2008 年に、急性と慀性のガイドラインを統合し、「guidelines for the diagnosis and treatment of acute and chronic heart failure」を改訂しています[5]。わが国も欧州に遅れること約 10 年、「急性・慀性心不全診療ガイドライン（2017 年改訂版）」として、2 つの心不全治療ガイドラインが統合され、心不全の進展ステージを一連の病期としてとらえるコンセプトが反映されました[6]。ここでは、心不全はその経過のなかで増悪を繰り返しながら、だんだん悪くなる病態であることに重点が置かれており、現在では、急性と慀性を区別する意義はやや薄らいでいます。

　心不全は、一般に向け、「心臓が悪いために、息切れやむくみが起こり、だんだん悪くなり、生命を縮める病気」と定義され、器質的心疾患のないリスクステージであるステージ A、器質的心

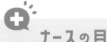

ナースの目

心不全は経過のなかで急性増悪を起こす

　最近は、急性心不全と慀性心不全を明確に分ける考え方は主流ではありません。心不全は、一連の経過のなかで急性増悪を起こす慀性病態であるととらえられています。

疾患のあるリスクステージであるステージB、心不全ステージのステージC、治療抵抗性ステージであるステージDに分けられます[6]。ステージA・Bを心不全ととらえるかどうかには批判的な意見もありますが、臨床的には心不全のプレクリニカルな位置づけととらえるのが肝要です。この病みの軌跡において、図1のいわゆる谷の部分が急性心不全もしくは慢性心不全の急性増悪に相当し、一連の軌跡を慢性心不全ととらえるのがよいでしょう。

2 慢性心不全の予後

ナースの目

慢性心不全の予後は改善している

慢性心不全の予後は、時代とともに改善してきています。薬物治療の進歩のみならず、包括的な患者ケアやチーム医療の概念が普及したことも大きく貢献しているようです。一方で、急性心不全の院内死亡率は8%前後と横ばいで経過しています。

慢性心不全患者さんを対象とした日本の大規模な観察研究に、「慢性心不全の増悪により入院治療を要する患者を対象とした調査研究（Japanese cardiac registry of heart failure in cardiology；JCARE-CARD）」[7]と「東北慢性心不全登録研究（chronic heart failure analysis and registry in the Tohoku district；CHART study」があります。CHART studyには、2000～2005年に実施されたCHART-1 study[8]と、2006年から実施されているCHART-2 study[9]があります。JCARE-CARD、CHART-1ともに、1年死亡率は7.3%と報告されています。JCARE-CARDにおける退院6カ月以内の心不全増悪入院率は27%、1年以内の心不全増悪入院率は35%と、およそ3人に1人が1年以内に心不全増悪入院を繰り返しています。CHART-1とCHART-2を比較すると、3年以内の心不全増悪入院率は30%から17%へ、全死亡率は24%から15%へと減少し

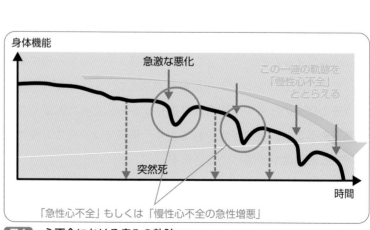

図1 心不全における病みの軌跡

ており、わが国における心不全予後は、時代とともに改善してき
ている傾向がうかがえます。

　心不全の発症・進展形式は、古くから、高血圧に肥満や糖尿病、
脂質異常症、喫煙といったリスク因子が加わり、左室肥大や心筋
梗塞を生じ、さらには拡張障害や収縮障害による心不全を発症し、
やがて死へと至ると報じられていました[10]。リスク因子から潜在
的な心機能障害は数十年という期間で進行しますが、心不全が顕
在化したあとは、そのスピードは速く、重症例では数カ月で死に
至る可能性も指摘されています。この論は、まさに現在のステー
ジの考え方を裏付けるものです。つまり、多くのシェーマでは、
図2A のように、各ステージが等間隔に描かれていますが、実際
はステージ A・B の期間は数十年と非常に長く、ステージ C、ス
テージ D はかなり短いことが重要です（図2B ）。

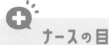

ナースの目

進行性の病態で
あることの理解

　心不全は増悪と寛解を繰
り返しますが、良くなる体
験により「だんだん悪くな
る」イメージが湧きにくく
なります。心不全の病みの
軌跡やステージ分類を示し
ながら、進行性の病態であ
ることを説明し、増悪予防
のために治療と自己管理の
継続が重要であることを伝
えます。

③ 慢性心不全の症状

　心不全の症状を考える際には、左心不全と右心不全に分けて考
えると理解しやすいです。

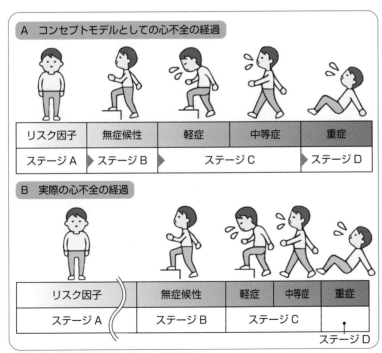

図2　心不全のステージの進展

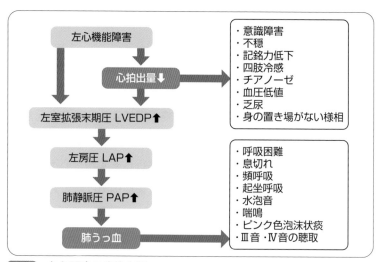

図3 左心不全の病態生理

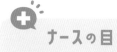

ナースの目

**症状を正しく理解して
もらうために**

　息切れ、疲労感、浮腫な
どの心不全症状は、感冒や
疲労・加齢によるものだと
解釈され、心不全と結びつ
けて考えられていないこと
があります。患者さんが体
験した症状を、心不全の病
態と結びつけるようにする
ことが大切です。

　左心不全では、左室収縮障害により心拍出量が低下すると、左
室拡張末期圧（left ventricular end-diastolic pressure；
LVEDP）が上昇します。これに続いて、左房圧、肺動脈楔入圧
（pulmonary artery wedge pressure；PAWP）、さらには肺動脈
圧の上昇を惹起し、肺うっ血をきたします。そのため、左心不全
の症状としては、心拍出量低下に基づく低心拍出症状と肺うっ血
症状が出現します。低心拍出症状・所見には、易疲労感、血圧低
値、末梢循環障害、意識障害、乏尿などがあり、肺うっ血症状・
所見には、息切れ、喘鳴、咳嗽、発作性夜間呼吸困難、起坐呼吸、
ピンク泡沫状喀痰、Ⅲ音・Ⅳ音の聴取などがあります（図3）。
近年、前屈位呼吸困難感（bendopnea）も注目されており、靴
ひもを結ぶような姿勢で自覚症状が誘発されることもあります[11]。
　右心不全では、右室機能障害により心拍出量が低下すると、右
室拡張末期圧が上昇します。これに続いて、右房圧、中心静脈圧
の上昇を惹起し、体循環のうっ血をきたします。そのため、右心
不全症状としては、四肢の浮腫、体重増加、頚静脈怒張、腹水貯
留、肝腫大、肝うっ血、腎うっ血、腹部膨満感、食欲不振、悪心
などが挙げられます[12]（図4）。さまざまな臓器うっ血症状が現
れますが、腹部臓器のうっ血を反映して消化器症状が前景に立つ
ことがあるため、心不全患者さんが消化器症状を訴える際には、
心不全が悪化していないか、注意が必要です。同様に腎機能の悪
化が、腎臓のうっ血所見を反映することもあります[13]。

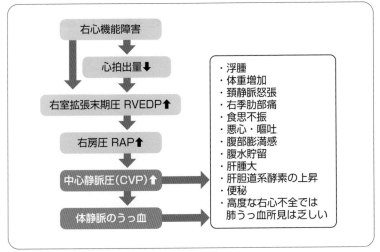

図4 右心不全の病態生理

表1 フラミンガム心不全診断基準

大項目	小項目
発作性夜間呼吸困難	浮腫
頸静脈怒張	夜間咳嗽
湿性ラ音	労作時呼吸困難
心拡大（心胸郭比＞50％）	肝腫大
肺うっ血・肺水腫	胸水貯留
Ⅲ音聴取	頻拍（＞120拍／分）
中心静脈圧上昇（＞16mmHg）	肺活量の減少 （最大量の3分の1以下）
肝頸静脈逆流	
利尿薬による体重減少＞4.5kg/5日間 （心不全治療による効果は大項目に相当、それ以外は小項目に該当）	

※大項目2つ以上、もしくは大項目1つと小項目2つ以上を満たす場合に診断する

（文献14を参考に作成）

　これらの症状や理学所見の多くは、フラミンガム心不全診断基準の要素を構成しており、正しく評価される必要があります（**表1**）[14]。

④ 心不全の病態生理を理解しよう！

慢性心不全を理解するにあたり、病態生理を知ることが必要不可欠です。

≡ 前負荷と後負荷 [15]（ 図5 ）

前負荷とは、左室にとって手前にある負荷のことなので、左室に流入してくる血液がこれに相当します。すなわち、血液量としての負荷ととらえられ、容量負荷ともよばれます。たとえば、過剰な輸液では循環血液量が増え、前負荷は大きくなり、脱水や出血などで循環血液量が減ると、左室に流入する血液量は少なくなり、前負荷は小さくなります。前負荷の指標としては、左室拡張末期容積や左室拡張末期圧が用いられます[16] ＊1。

後負荷とは、左室にとってその後ろ側つまりその先にある負荷のことで、大動脈圧がこれに相当します。すなわち、心室はこれにあらがって血液を送り出さなければならず、後負荷は圧負荷ともよばれます。動脈硬化などで血管が硬くなり、大動脈の伸展性が落ちている場合には、後負荷は増大します。末梢血管が収縮して、全身の血管抵抗が上昇している場合も、後負荷は増大します＊2。

✚ ナースの目

心拍出量の関係を知ろう

心拍出量を規定する因子を意識して心不全の病態を把握します。そして、投与される薬剤の目的や効果を理解し、患者さんの観察や指導に役立てましょう。

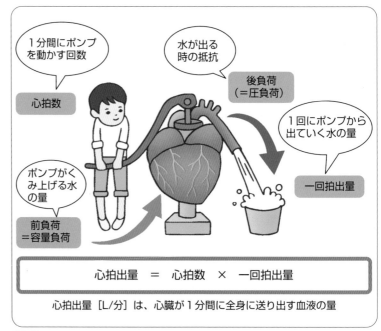

図5　前負荷と後負荷、心拍出量と心拍数

心拍出量（cardiac output）は、心臓が1分間に何リットルの血液を送り出せるかの指標です。1分間に何回心臓が拍動するかが心拍数なので、心拍出量を心拍数で割った値が一回拍出量（stroke volume）に相当します。心拍出量を決定する因子に①前負荷、②後負荷、③心室固有の収縮力、④心拍数の4つがあり、前負荷、後負荷ともに大きく影響しうることは重要です（図6）。

圧容積曲線を知る

心臓1周期において、刻々と変わる左室の圧と容積をグラフにプロットしてつなげたものが圧容積曲線（pressure-volume loop；PV-loop）です[15]（図7）。各瞬間の圧と容積で規定される点は、心拍1周期の間に、この曲線上を反時計回りに回転し、軌跡を描きます。左室拡張末期はループの右下、左室収縮末期はループの左上の点に該当します。一回拍出量は、左室拡張末期と収縮末期の差になるため、この2点の容積軸の差に相当します。なおこのグラフには、時間軸は表れません。

収縮不全と拡張不全

心不全が起こるおもなメカニズムは、心筋収縮の低下、後負荷

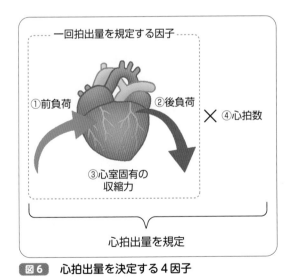

図6 心拍出量を決定する4因子

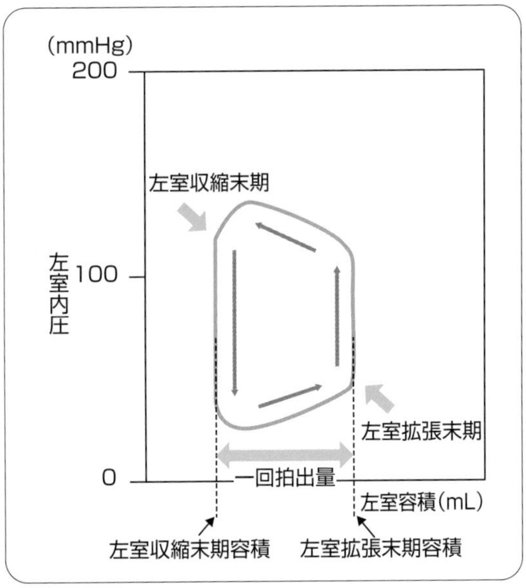

図7 圧容積曲線
(pressure-volume loop；PV-loop)

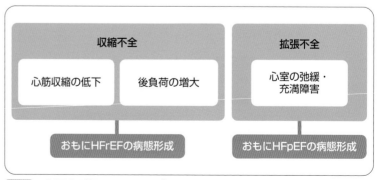

の増大、心室の弛緩・充満障害の 3 つです[17]（図8）。心筋収縮の低下や後負荷の増大は、収縮不全をきたし、ポンプとしての心拍出の低下につながります。一方、拡張期における心筋の弛緩・心室充満の障害は拡張不全をきたします。多くの心不全患者さんでは、これらの収縮不全と拡張不全が混在しており、明確には区別できません。そのため、収縮の指標である左室駆出率（left ventricular ejection fraction；LVEF）を用いて、収縮不全が病態の中心となる「LVEF が低下した心不全（heart failure with reduced EF：HFrEF）」と拡張不全が病態の中心となる「EF が保たれた心不全（heart failure with preserved EF；HFpEF）」に分けて考えられています（表2）。軽度の収縮不全をもつ LVEF が軽度に低下した症例（LVEF40〜50%）は、HFmrEF（heart failure with mid-range EF もしくは heart failure with mildly-reduced EF）として分類されるようになりました[6, 18]。しかしながら昨今、この EF のカットオフ（区切り）でよいのか？　正常の EF は？　といった課題が浮上し、いまだ議論のまっただなかです。

収縮不全の病態

　HFrEF の多くは、収縮不全がその病態の中心になっています。前述のように、収縮不全では、心筋収縮の低下や後負荷の増加により、ポンプとしての心拍出の低下が起こります。長期にわたる心臓への負担は、心筋細胞にダメージを与え、心筋組織の線維化をひきおこし、心筋収縮の低下をきたします。一方、圧負荷としての後負荷の増大は、血液の駆出に対する抵抗が増すため、心拍

収縮不全		拡張不全
心筋収縮の低下	後負荷の増大	心室の弛緩・充満障害
おもにHFrEFの病態形成		おもにHFpEFの病態形成

図8　心不全が起こるメカニズム

表2 左室駆出率からみた心不全の分類

分　類	呼　称	左室駆出率	病　態
左室駆出率の低下した心不全	heart failure with reduced ejection fraction (HFrEF) "ヘフレフ"	～40%	収縮不全が病態の中心
左室駆出率の軽度低下した心不全	heart failure with mid-range ejection fraction (HFmrEF) "ミッドレンジ" もしくは heart failure with mildly-reduced ejection fraction "マイルドリーリデュースト"	40～50%	境界型 HFrEF と HFpEF の両者の特徴を併せもつ
左室駆出率の保たれた心不全	heart failure with preserved ejection fraction (HFpEF) "ヘフペフ"	50%～	拡張不全が病態の中心
左室駆出率の改善した心不全	heart failure with recovered ejection fraction (HFrecEF) "リカバード" もしくは heart failure with preserved ejection fraction, improved (HFpEF improved) "インプルーブド"	40%～	過去には HFrEF であったが、治療経過において左室駆出率が改善した

出の低下へとつながります。収縮不全では、収縮末期の圧と容積を規定する収縮末期圧−容積関係が右下方にシフトするため、収縮末期容積が増大して、一回拍出量が低下します[15]（**図9**）。収縮末期容積が増大した左室に、正常の肺静脈から血液が流入してくると、からだは左室容積を増大して代償せざるを得なくなり、拡張末期容積も拡張末期圧も増大します。前負荷が増大するため、一回拍出量はフランク・スターリング（Frank-Starling）機序に則って代償的に保たれますが、収縮末期容積は増大したままになります[17]。LVEDP あるいは拡張期における持続的な左室圧の上昇は、その上流の左房圧の上昇をひきおこし、さらには肺静脈や肺毛細管圧が上昇します。肺毛細管圧の上昇は、間質への水分の漏出を起こし、肺うっ血を惹起します。

拡張不全の病態

拡張不全では、心筋自身の能動的な弛緩が障害されるのみならず、心室壁が硬化して伸びにくくなる状態（スティッフネスの亢進）を呈します。急性心筋虚血では、エネルギー障害から能動的

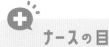

ナースの目

推奨薬剤について確認する

心不全の病態・ステージに応じた推奨薬剤が投与されているか確認します。患者さんに薬剤の効果を説明することも大切です。ヘフペフの治療薬はまだ確立されておらず、病態に応じた薬剤が投与されます。投与されている薬剤の目的を医師に確認します。

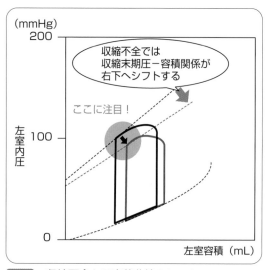

図9　収縮不全と圧容積曲線のシフト

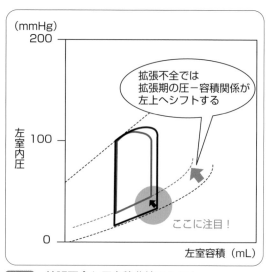

図10　拡張不全と圧容積曲線のシフト

な弛緩が障害されますが、高血圧性心肥大や肥大型心筋症では、慢性的な負荷から左室は硬く伸びにくくなっています[17]。また、外部からの物理的な圧迫により、心室充満が障害される場合もあります。心室のコンプライアンス（伸びやすさ）が低下するため、拡張期圧–容積曲線は上方へシフトし、LVEDP は上昇します[15]（図10）。左室拡張期圧の上昇は、逆行性に肺静脈へ伝わり、肺うっ血の症状を呈するようになります。

心不全の代償機構

　心拍出量の低下が起こると、生体は、①フランク・スターリング機序、②神経体液性因子の活性亢進、③リモデリングといった代償機構を働かせることにより、臓器に必要な血液灌流を保持しようとします。

●フランク・スターリング機序

　心拍出量を決定する因子は、①前負荷、②後負荷、③心室固有の収縮力、④心拍数の４つでした。このうち、心拍出量と前負荷との関係をプロットしたのが、フランク・スターリング曲線です（図11）。PAWP は、肺毛細管を介して左房圧を反映しますし、さらには僧帽弁が開放し平衡となった LVEDP に近似できます。LVEDP は左室前負荷の指標でしたので、縦軸が心係数（＝心拍出）、横軸が PAWP（＝前負荷）のフォレスター分類上にフラン

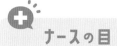

ナースの目

　フランク・スターリング曲線もフォレスター分類も、横軸が肺動脈楔入圧、すなわち≒左室拡張末期圧≒前負荷だということを理解すると、この２つがつながりますね。心不全診療では、この図をイメージしながら、病態を把握し、治療戦略を組み立てています。

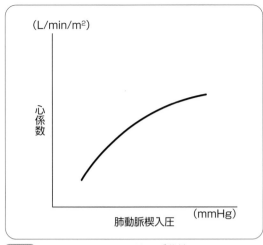

図11　フランク・スターリング曲線

肺動脈楔入圧 ≒ 左房圧 ≒ 左室拡張末期圧。臨床的には、左室拡張末期圧は前負荷の指標のひとつとされる。つまり、フランク・スターリング曲線は、心拍出量の決定因子のひとつである「前負荷」と「心拍出」の関係を示したものになる。

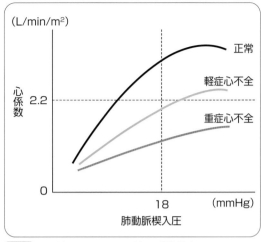

図12　フランク・スターリング曲線と　　フォレスター分類

ク・スターリング曲線を重ね合わせた図を見かけた方も多いでしょう [19、20]（図12）。

　収縮が低下した重症心不全では、フランク・スターリング曲線は下方にシフトします。心拍出量の低下により血液駆出が不十分となるため、拡張期に心室内に残る血液は増加します。この結果、心筋線維はより長く伸長されるため、フランク・スターリング機序が働き、一回拍出量を増加させ、拡大した左室からの十分な拍出が維持されるようになります。しかしながら、心筋収縮が高度に低下した重症心不全では、フランク・スターリング曲線は極度に緩やかな傾きとなるため、前負荷をいかに増やしても、心拍出量はわずかしか増加しません。

● **神経体液性因子の活性亢進** [17、20]

　心不全では、減少した心拍出量を増やそうと、生体に代償機転が働き、さまざまな神経体液性因子の活性亢進が起こります（図13）。①交感神経系、②レニン・アンジオテンシン・アルドステロン（renin-angiotensin-aldosterone；RAA）系、③バゾプレシン分泌、④ナトリウム利尿ペプチド分泌はその代表です。交感神経系や RAA 系の亢進による血管収縮は、末梢血管抵抗を増加させ、血圧を維持しようとします。また、RAA 系の亢進や

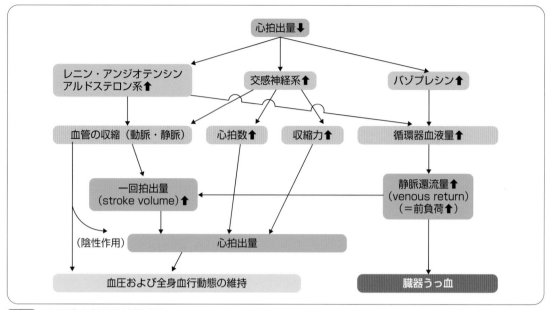

図13 心不全と神経体液性因子

バゾプレシンの分泌は、身体に水分を貯留させ、循環血液量（前負荷）を増加することで、心拍出量を増やす方向に代償します。これらの機構は、初期には心拍出の低下に対して生体が代償的に働き、有益な作用をもたらしますが、慢性的な代償の継続は、心臓に負荷をかけ、やがて心不全を悪化させることになります。

●リモデリング

　心臓は、慢性的な血行動態学的負荷に対して循環動態を一定に保つために、心臓の構造や形態を変化させることで代償を図ります。これをリモデリングといいます。このリモデリングには、求心性肥大（concentric hypertrophy）と遠心性肥大（eccentric hypertrophy）の２つのパターンがあり、心室にかかる慢性的な負荷が圧負荷か容量負荷かで大きく異なります[21]。たとえば、高血圧や大動脈弁狭窄症などでは、左室には圧負荷が中心にかかり、筋節の合成が並列に起こり、左室内腔方向へ求心性肥大をきたします。一方、僧帽弁逆流や大動脈弁逆流では、筋節の合成は直列に起こり、左室内腔の拡大が起こるため、遠心性肥大とよばれます（**図14**）[21]。この代償機転は、初期には左室の壁応力を減らし、心筋収縮を維持するのに役立ちますが、慢性的な負荷が続くと、やがて心機能は低下し、左室も著しい拡大を認めるようになります。

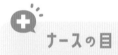

ナースの目

神経体液性因子の活性亢進と生活動作

　入浴、排泄、運動など、過度の日常生活動作が神経体液性因子の活性亢進を引き起こすことがあります。ナースも心不全の病態を正しく理解し、心負荷増大の原因となる行動を探る姿勢が大切です。患者さんの生活行動を確認して、介入すべきポイントを共有しましょう。

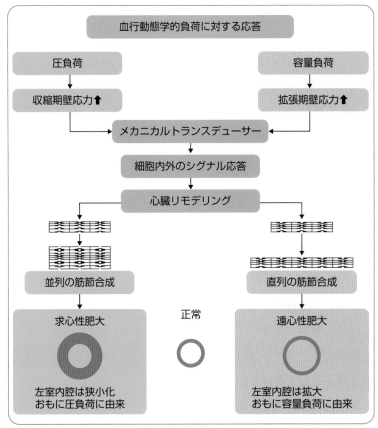

図14 心臓のリモデリング（求心性肥大と遠心性肥大）

（文献 21 を参考に作成）

⑤ 治療と管理の目標とチーム医療

慢性心不全の管理では、①心不全発症を予防する、②急性増悪を予防する、③進行スピードを緩徐にする、④突然死を予防する、の４つが大きな治療・管理目標です（**図15**）。いずれのステージにおいても、次のステージに進めない治療・管理が、その根幹にあることを表しています。

心不全発症を予防する

心不全のリスクステージであるステージ A・B では、症状顕在性の心不全を発症させないこと、すなわちステージ C へ進めないことに重点が置かれます。**表3** [22)] にステージ A におけるリスク因子を列挙します。ここには、いわゆる生活習慣病が多く記載されています。つまり、ステージ A・B の期間が非常に長いことを

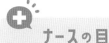

ナースの目

患者さんのこんな訴えは危ない！

浮腫の増悪や体重増加は、体液貯留のサインです。浮腫が出る場所は、顔や下肢など、患者さんによって違うことがあります。また、息切れや咳、横になると苦しいなどの症状は、肺うっ血のサインです。掃除や買い物、入浴など、普段の何気ない動作に息切れや苦しさを感じていないか確認します。

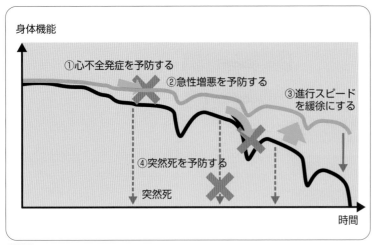

図15 心不全管理の目標

表3 ステージ A における
リスク因子

- 高血圧
- 脂質異常症
- 肥満
- 糖尿病
- 喫煙
- 心毒性を有する薬剤・
  物質

（文献 22 を参考に作成）

考えると、高血圧、脂質異常症、肥満、糖尿病などのリスク因子を適切に管理・治療しておくことが大切です。また、米国の心不全診療ガイドラインでは、喫煙や心毒性を有する薬剤の使用もリスク因子として挙げています。

急性増悪を予防する

心不全は、心臓の異常を背景として、そこに何らかの誘因や増悪因子が加わることで増悪します。**表4** [2, 23] に心不全の増悪因子を列挙します。心不全増悪時に、すべての症例で浮腫や水分貯留を認めるわけではなく、全身への水分貯留がそれほど多くないものの、肺水腫を起こす病型が存在します。心不全の増悪機序には、心機能低下を主たる背景とする cardiac failure と、血管抵抗の増加を背景とする vascular failure が考えられています [24]。

前者は一般に、数週間かけて徐々に水分貯留が進み、日常生活での浮腫や息切れ症状を訴えます。このタイプでは、詳細な問診や身体所見により、早期覚知のチャンスがあります。一方後者では、夕方まで何ともなかったのに、夜に入浴後に急に息苦しくなったなど、短時間での急激な肺うっ血増悪をきたします。水分貯留は軽度であり、体重増加や浮腫所見に乏しいものの、交感神経系の亢進により静脈が収縮し、腹部臓器などにプールされた血液が中枢へシフトする central volume shift が病態の中心と考えられています [25]。このトリガーになる交感神経系亢進の原因として

ナースの目

心不全手帳の活用

日本心不全学会の心不全手帳（第3版）には、教育用ページ、医療スタッフ連携ページ、記録用ページがあります。患者さんや家族には、心不全の病みの軌跡の図（**図1**）を用いて、進行性の病態であること、再増悪を予防するために自己管理が必要なことなどを視覚的に伝え、理解を助けます。教育ページで心不全を学び、記録ページに日々の体重や血圧の変化、症状の有無などを記載してもらうとよいでしょう。患者さん自身が、記録した内容が心不全の増悪所見であると気づけないこともあるため、外来受診時には、手帳をみながら生活を振り返ります。

表4 心不全の増悪因子

- アドヒアランス不良（塩分制限、水分制限、服薬遵守など）
- 過労
- 感染（肺炎、敗血症など）
- 頻脈性不整脈（心房細動、心房粗動、心室頻拍など）
- 徐脈性不整脈（房室伝導障害、洞不全症候群など）
- 過度のストレス
- 薬剤（NSAIDs、陰性変力作用をもつ薬剤、抗がん剤など）
- 急性冠症候群
- 急性肺血栓塞栓症
- 血圧の過剰な上昇
- ホルモン・代謝異常（甲状腺機能異常症、副腎機能低下など）
- 機械的合併症（心破裂、急性僧帽弁閉鎖不全症、急性大動脈解離など）

（文献2および23を参考に作成）

表5 交感神経活性亢進の原因

- 筋メタボリフレックスの賦活化
- 圧受容体器の障害（圧受容体感受性の低下）
- 血管収縮
- アンジオテンシンⅡ
- バゾプレシン
- エンドセリン
- トロンボキサン
- nitric oxide sequestration
- 交感神経刺激薬の乱用
- 交感神経遮断薬のアドヒアランス不良
- 情動的な交感神経サージ（不安やストレス）
- 炎症

（文献26を参考に作成）

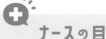

ナースの目

心不全増悪の意外（？）なきっかけ

　正月やお盆などの季節のイベント、冠婚葬祭などの家族行事は、食事や飲水、活動量が大きく変化しやすく、心負荷を増大させる可能性があります。団体旅行などでは、旅行自体の労作負荷に加え、トイレ休憩が取りづらいために自己判断で利尿薬を控える患者さんもいるため、注意が必要です。

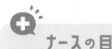

ナースの目

共通の目標をもって、ステージに応じた管理を

　心不全のステージにより、患者さんへの関わり方も異なります。患者さんの現在の病態を把握した上で、共通の管理目標を、医師やコメディカルと共有して、患者さんや家族と関わります。

は、**表5**[26]のような因子が挙げられ、これらは**表4**に挙げた心不全増悪因子のいくつかと重なっています。

　さまざまな研究で、心不全増悪による再入院を予防しうる数々の薬剤が報告されていますが、感染を予防すること、自己怠薬を避けることなど日頃からの自己管理が増悪予防の中心となります。さらには、心不全の併存症に対して、適切に管理を行うことも重要とされます。

進行スピードを緩徐にする

　心不全の進行スピードを緩徐にすることは、病みの軌跡の傾きを水平にすることにほかならず、予後の改善につながることが期待されます（**図15**）。米国からの報告では、左室機能が低下した外来通院中のステージCの患者さんは、3年間に、8人に1人が

ナースの目
セルフケア：やる気を引き出す秘訣

　患者さんの生活スタイルを把握し、実生活に合わせたセルフケアの方法を、共に考えていくことが大切です。また、患者さんの思いや望み、生活上の気がかりや困りごとを医療チームで共有し、目標達成のために必要なことを考えていきます。医療従事者と対話することで、患者さん自身が自己管理の必要性に気づくこともあり、生活を振り返る時間を設けることも重要です。患者さんが「これならできる」と思えること（self efficacy；自己効力感）が、やる気の継続につながります。

ナースの目
服薬アドヒアランス向上に向けて

　心不全の治療薬は種類も多く、併存症があれば内服薬の数も多くなります。患者さんの生活スタイルに合わせた用法や用量の調整が必要な場合もあります。慢性心不全の薬の多くは、将来の予後改善を期待して処方されており、その効果は、患者さんの目に見えづらいです。期待される薬の効果を説明し、自己判断で調整しないように伝えます。

ステージ D に移行し、8 人に 1 人が死亡することが明らかになっています[27]。この進行スピードを緩徐にするには、心不全診療ガイドラインを遵守し、ステージ A・B 同様にリスク因子とされる疾患や病態の管理を行うこと、併存症の管理をしっかりと行うこと、RAA 系阻害薬や β 遮断薬、ミネラルコルチコイド受容体拮抗薬などの心筋保護薬を適切に導入することなどが挙げられます。ガイドラインを遵守した治療は、guideline directed medical therapy（GDMT）とよばれ、その後の予後を改善しうる可能性が報告されています[28]。

突然死を予防する

　心不全患者さんのなかには、経過中に突然死をきたす患者さんがいます。突然死の多くは、心室細動や持続性心室頻拍などの致死性不整脈によるものと考えられています。この不整脈発症要因には、心筋そのものがもつ器質的素因のみならず、不十分な心負荷管理もそのひとつに挙げられ、適切な心不全管理が予防の基本となります[29]。予防や治療では、アミオダロンなどの抗不整脈薬のみならず、植込み型除細動器（implantable cardioverter defibrillator；ICD）や両心室ペーシング機能付植込み型除細動器（cardiac resynchronization therapy defibrillator；CRT-D）などのデバイス治療も広く行われています。突然死のリスクに過度におびえる必要はないものの、万が一の急変の場合に備えて、生きる上で大切だと思っていること（価値観）、どのような生活を送りたいか、どのような治療を受けたいか／避けたいかなど、あらかじめ家族や医療従事者と話し合っておくプロセス（advance care planning；ACP）も大切です（図16）[30]。

❻ 慢性心不全の病態に応じた管理と介入を

　適切な病態に応じた管理と介入を進めるにあたっては、上述の目標を、心不全診療に携わる医療従事者のみならず、患者さん本人や家族も含めて共有しなければなりません。慢性心不全という長い旅路において、患者さん自身が、今後どのような道をたどっ

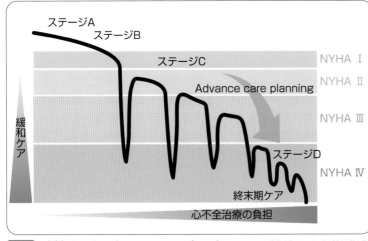

図16 緩和ケアと advance care planning　（文献 30 を参考に作成）

図中ラベル：
ステージA
ステージB
ステージC
ステージD
Advance care planning
終末期ケア
心不全治療の負担
緩和ケア
NYHA Ⅰ
NYHA Ⅱ
NYHA Ⅲ
NYHA Ⅳ

ナースの目

急にセルフケアができなくなった時

　心不全患者さんは抑うつ傾向になることがあり、また、認知症を併発している場合もあります。自己管理が急にできなくなった時は、抑うつや認知機能の低下などの要因が隠れていないかを確認します。

ていくのか、今どの位置にいるのか、また何のためにどのような管理や治療を行っているのか、自分自身の病気について理解してもらい、ベストなチョイスがサポートできる医療体制が望ましいと考えます。

　通常、心不全患者さんは、併存症も含めて、数多くの薬を服用されています。退院時には、実に平均 10 種類 17 錠を服用されているとの報告もあり[31]、心不全治療におけるポリファーマシー対策も課題のひとつとなっています。長い闘病生活において、患者さんの気持ちやモチベーションが常に一定に保たれることは珍しく、しばしば大きく、時には正反対に揺らぐことも経験します。自分を律することができるように、医療従事者はサポートしなければなりません。また、心不全患者さんの多くは高齢者です[32]。認知症やうつなどの併存症も高率に合併します。高齢者医療は、エビデンスだけですべてが片付くはずはなく、そこには患者さんごとに個別化や工夫した現場判断が必要です。

　心不全という"病気"を知り、そして心不全と共に生きることが重要です。これこそが、"慢性"と称されるゆえんかと考えます。

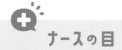
ナースの目

セルフケア：やる気を引き出す秘訣

　患者さんの生活スタイルを把握し、実生活に合わせたセルフケアの方法を、共に考えていくことが大切です。また、患者さんの思いや望み、生活上の気がかりや困りごとを医療チームで共有し、目標達成のために必要なことを考えていきます。医療従事者と対話することで、患者さん自身が自己管理の必要性に気づくこともあり、生活を振り返る時間を設けることも重要です。患者さんが「これならできる」と思えること（self efficacy；自己効力感）が、やる気の継続につながります。

引用・参考文献

1）日本循環器学会. 慢性心不全治療ガイドライン. Jap Circ J. 64（supp1），2000，1023-79.
2）日本循環器学会. 急性重症心不全治療ガイドライン. Jap Circ J. 65（supp4），2001，869-80.
3）日本循環器学会. 慢性心不全治療ガイドライン（2010年改訂版）.
4）Hunt, SA. et al. ACC/AHA 2005 Guideline Update for the Diagnosis and Management of Chronic Heart Failure in the Adult: a report of the American College of Cardiology/American Heart Association Task Force on Practice Guidelines (Writing Committee to Update the 2001 Guidelines for the Evaluation and Management of Heart Failure): developed in collaboration with the American College of Chest Physicians and the International Society for Heart and Lung Transplantation: endorsed by the Heart Rhythm Society. Circulation. 112（12），2005, e154-235.
5）Dickstein, K. et al. ESC guidelines for the diagnosis and treatment of acute and chronic heart failure 2008: the Task Force for the diagnosis and treatment of acute and chronic heart failure 2008 of the European Society of Cardiology. Developed in collaboration with the Heart Failure Association of the ESC (HFA) and endorsed by the European Society of Intensive Care Medicine (ESICM). Eur J Heart Fail. 10（10），2008, 933-89.
6）日本循環器学会/日本心不全学会. 急性・慢性心不全診療ガイドライン（2017年改訂版）. https://www.j-circ.or.jp/cms/wp-content/uploads/2017/06/JCS2017_tsutsui_h.pdf（2023年12月閲覧）
7）Tsuchihashi-Makaya, M. et al. Characteristics and outcomes of hospitalized patients with heart failure and reduced vs preserved ejection fraction. Report from the Japanese Cardiac Registry of Heart Failure in Cardiology (JCARE-CARD). Circ J. 73（10），2009, 1893-900.
8）Shiba, N. et al. Analysis of chronic heart failure registry in the Tohoku district: third year follow-up. Circ J. 68（5），2004, 427-34.
9）Shiba, N. et al. Trend of westernization of etiology and clinical characteristics of heart failure patients in Japan : first report from the CHART-2 study. Circ J. 75（4），2011, 823-33.
10）Vasan, RS. et al. The role of hypertension in the pathogenesis of heart failure. A clinical mechanistic overview. Arch Intern Med. 156（16），1996, 1789-96.
11）日本心不全学会編. 急性・慢性心不全診療ガイドラインかかりつけ医向けガイダンス. 東京，ライフサイエンス出版，2019，88p.
12）Dupont, M. et al. Impact of systemic venous congestion in heart failure. Curr Heart Fail Rep. 8（4），2011, 233-41.
13）Mullens, W. et al. Importance of venous congestion for worsening of renal function in advanced decompensated heart failure. J Am Coll Cardiol. 53（7），2009, 589-96.
14）McKee, PA. et al. The natural history of congestive heart failure: the Framingham study. N Engl J Med. 285（26），1971, 1441-6.
15）山本一博. 心臓の機能と力学. 東京，文光堂，2014，10-3.
16）香坂 俊. "急性心不全［AHF］". 極論で語る循環器内科. 香坂俊編著. 東京，丸善出版，2011，15-28.
17）David, M. et al. Pathophysiology of Heart Disease : A Collaborative Project of Medical Students and Faculty (6th ed.). Wolters Kluwer, 2016, 220-48.
18）日本循環器学会/日本心不全学会. 2021年JCS/JHFSガイドラインフォーカスアップデート版急性・慢性心不全診療 https://www.j-circ.or.jp/cms/wp-content/uploads/2021/03/JCS2021_Tsutsui.pdf（2023年12月閲覧）
19）Levick, JR. 心臓・循環の生理学. 岡田隆夫 監訳. 東京，メディカル・サイエンス・インターナショナル，2011.
20）RO. Bonow, et al. Braunwald's Heart Disease : Textbook of Cardiovascular Medicine. 9th ed. ELSEVIER, 2012, 1961.
21）Konstam, MA. et al. Left ventricular remodeling in heart failure: current concepts in clinical significance and assessment. JACC Cardiovasc Imaging. 4（1），2011, 98-108.
22）Yancy, CW. et al. 2013 ACCF/AHA guideline for the management of heart failure: executive summary: a report of the American College of Cardiology Foundation/American Heart Association Task Force on practice guidelines. Circulation. 128（16），2013, 1810-52.
23）Dickstein, K. et al. ESC Guidelines for the diagnosis and treatment of acute and chronic heart failure 2008: the Task Force for the Diagnosis and Treatment of Acute and Chronic Heart Failure 2008 of the European Society

of Cardiology. Developed in collaboration with the Heart Failure Association of the ESC (HFA) and endorsed by the European Society of Intensive Care Medicine (ESICM). Eur Heart J. 29 (19), 2008, 2388-442.

24) Cotter, G. et al. The pathophysiology of acute heart failure : is it all about fluid accumulation?. Am Heart J. 155 (1), 2008, 9-18.

25) Fallick, C. et al. Sympathetically mediated changes in capacitance: redistribution of the venous reservoir as a cause of decompensation. Circ Heart Fail. 4 (5), 2011, 669-75.

26) Viau, DM. et al. The pathophysiology of hypertensive acute heart failure. Heart. 101 (23), 2015, 1861-7.

27) Kalogeropoulos, AP. et al. Progression to Stage D Heart Failure Among Outpatients With Stage C Heart Failure and Reduced Ejection Fraction. JACC Heart Fail. 5 (7), 2017, 528-37.

28) Fonarow, GC. et al. Improving evidence-based care for heart failure in outpatient cardiology practices: primary results of the Registry to Improve the Use of Evidence-Based Heart Failure Therapies in the Outpatient Setting (IMPROVE HF). Circulation. 122 (6), 2010, 585-96.

29) 佐藤幸人 ほか．心不全×不整脈．大阪，メディカ出版, 2016, 132-67.

30) Okumura, T. et al. Palliative and end-of-life care for heart failure patients in an aging society. Korean J Intern Med. 33 (6), 2018, 1039-49.

31) 鮑炳元 ほか．退院時の内服薬剤数は心不全患者の再入院 / 死亡イベントと関連する．心臓リハビリテーション . 18 (2), 2013, 247-52.

32) 奥村貴裕．"なぜ高齢者の心不全に興味を持ったのですか?"．いま、なぜ心不全ですか? : U40 心不全ネットワークに Dr. 大西が聞いてみた（CIRCULATION Up-to-Date Books 7）．大西勝也 編．大阪, メディカ出版, 2015, 150-4.

（奥村貴裕／梅田香織）

4 心不全の併存疾患、高齢者心不全の特徴とは?

❶ はじめに

高齢者慢性心不全の特徴として次のことが挙げられます[1]。

1. 高齢化に伴い、増加の一途を辿る心不全の型
2. 加齢と併存する心原性または非心原性疾患に伴い、複雑な管理を要する。
3. 多職種連携による包括的アプローチが、高齢者心不全には鍵となる。

❷ なぜ高齢者心不全が重要なのか?

1980 年以降、高齢化の一途をたどるわが国では、2010 年に全人口は 1 億 2 千 8 百万人に達した後に低下する傾向である一方、65 歳以上の高齢者の数は右肩上がりに増加し、2030 年には実に約 3 人に 1 人が高齢者となると予想されています。この超高齢社会の日本では、労働力減少による経済活動の鈍化・社会保障制度の財政不足・高齢者の孤立化などが問題視されている中、医療の面で問題視されているのが、心不全患者数の増加です。高齢化とともに増加する心不全患者数は、現在、約 120 万人で 2030 年には約 130 万にも及ぶとされ、2022 年時点での全がん患者数が約 100 万人であることを考えると、社会として積極的に取り組むべき問題であると言えます。

昨今、重篤なコロナウイルス関連肺炎に対して、人工呼吸器や心肺補助システムの使用に「高齢ではないこと」が適応の条件に用いられていた医療機関も少なくありません。高齢者の心不全は、一部の侵襲的な治療は、高齢であるが故に受けられないこともあります。また慢性腎不全や慢性肺疾患などに代表される併存疾患

により、治療薬の使用に制限を受けるのも高齢者なのです。そして、高齢者の心不全は、入退院を繰り返すことで、全身のパフォーマンス・生活の質（quality of life；QOL）が低下し、在院日数の延長や再入院の増加をきたし、悪循環に陥るのです。

　高齢者の心不全において、重要なことは心臓病や腎臓病などの医学的に明らかな診断がついた疾患だけではありません（**表1**）[1]。その代表的な高齢者特有の問題点として、フレイル（虚弱）・サルコペニア（筋力低下）さらには認知機能低下があるのです。これらは、各々が高齢の心不全患者さんにおける予後と関連している一方で、明確な治療法が存在していない場合も少なくないため、より複雑な管理を要します。高齢者心不全は、医学的要素以外に、心不全患者さんがどのように生活し、生活する上で何が不足しているかを把握し、何によりサポートするかを明確に決めることが必要です。このため、医療機関のみならず地域全体で各職種が連携して、心不全の発症や重症化を防ぐための体制づくりが急がれています。

③ 加齢そのものがもつ意味

　高血圧、糖尿病や喫煙などの心血管系リスク因子は、年月とともに虚血性心疾患や心房細動などの心血管系疾患をきたす可能性を高めます。さらにこれら心血管系疾患は、「心臓の終末像」とされる心不全発症のリスクを高め、加齢自体が心不全のリスクと言っても過言ではありません。さらに、高血圧症や虚血性心疾患などの医学的に明らかな疾患を発症していなくても、加齢自体が

表1　高齢心不全患者の特徴

- 左室拡張機能の低下
- わずかな容量負荷によっても血圧が上昇しやすい
- 交感神経活性、内因性カテコラミン過剰、心房細動などを誘因に急性増悪する
- 心不全を増悪させる多種多様な要因（併存症）を有す※
- 認知症を有することが多い
- 著しく身体機能が低下していることもある
- 腎障害や脳血管障害に起因した治療上の制約が多い
- 容易に血圧低下、脱水、徐脈に陥りやすい

※併存症についてはあとで詳しく述べる　　　　　（文献1を参考に作成）

心血管系に悪影響を及ぼします。加齢に伴う長期的な負荷は、心肥大をきたし、さらには心筋に線維化を起こすことで、心室のコンプライアンス（柔らかさ）が低下する可能性があります。この結果、拡張障害をきたした高齢者は、収縮能が保たれていても心不全を発症する可能性が高まるのです。わが国において、この収縮能の保たれた心不全（heart failure with preserved ejection fraction；HFpEF）は増加の一途を辿り、高齢者の心不全では、若年者の心不全と比較して、この HFpEF が多く存在していることが報告されています。

　また高齢者の心不全では、加齢に伴い他臓器の潜在的な機能低下や疾患を有しているために、心不全の診断・管理に難渋することも多いです。具体的には、心不全症状や増悪因子を特定することは、心不全の早期診断や再発を抑制する上で、非常に重要ですが、聴力・認知機能の低下さらには失語症などにより病歴聴取が困難なケースも多くみられます。このため、家族への病歴聴取を行うなど、咳嗽・食欲低下などの非特異的な症状も十分に観察することが鍵となります。

　さらに入院を要する高齢者の心不全では、その管理においても注意が必要です。安静・観察下にいわゆる「心臓を休めて治療する」ことが一般的であった心不全管理から一変して、過度の安静に伴う筋力や認知機能低下により廃用症候群をきたすことが問題視されています。また、高齢者にとって慣れない入院環境で過ごすことは、混乱を招きやすく、内服薬の影響も重なりせん妄・認知機能の低下を容易に引き起こすきっかけとなります。特に、昼夜問わず厳重なモニター管理、それに伴うアラート音・緊急処置などが必要な集中治療室では（図1）、昼夜の区別が難しい環境になります。長期滞在を要する患者さんでは、集中治療室から一般病棟への転床時など環境が変化した場面での認知・精神状態の評価が非常に重要になります。

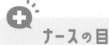

ナースの目

　心不全の患者さんは、入院中に酸素療法や点滴による薬物治療、さらには尿道カテーテルによるモニタリングが必要なことが多いです。一方で、これらは特に夜間せん妄の時には、自己抜去するリスクがあります。看護師は、ライン類や睡眠環境を整え、日中は覚醒を促し、1日のリズムをつけることが重要になります。また認知・精神状態によっては、心不全治療の際に使用される酸素マスク、点滴、留置カテーテルなどのチューブ類による苦痛が増強していることもあります。このため、チューブ類の固定方法や種類の変更から抑制の必要性、さらには早期抜去についても、看護師・医師を含めた医療チームで積極的に検討していく必要があります。

④ 複雑な疾患が絡み合う 高齢者心不全の難しさ

　高齢者に対して積極的な健康診断の受診を促しているわが国に

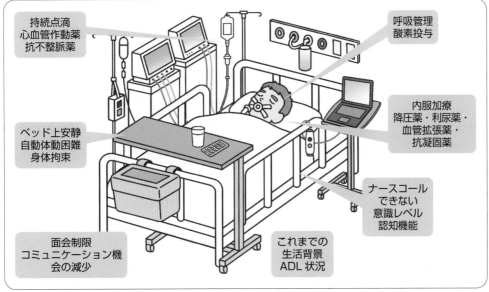

図1 心不全急性増悪時の患者状態

表2 高齢者心不全のおもな併存症

全身性要因	感染症、貧血、腎不全、脳梗塞、認知症、骨折や関節症などによるロコモティブ症候群、甲状腺疾患、閉塞性肺疾患、悪性疾患など
心臓要因	心筋虚血、不整脈など
薬物要因	β遮断薬、抗不整脈薬、非ステロイド性抗炎症薬（NSAIDs）など
医療要因	過剰輸液や輸血など
生活要因	減塩や水分制限の不徹底、肥満、服薬コンプライアンス不良、運動過多・不動、ストレス、うつ状態など

おいても、時として診断が遅れる場合があります。慢性的な心臓の器質的変化による大動脈弁狭窄症や慢性腎不全などの基礎疾患の診断が得られずに経過し、結果、急性心不全として病院へ入院した時に初めて診断が得られるケースです。このように、高齢者の大多数は心臓そのものの病態に加え、多種多様な要因（併存疾患）を有しています（**表2**）。これら併存疾患は、しばしば高齢の心不全患者さんにおいて、予後を決める重要な要因であるとともに、特に生活から影響を受ける要因（減塩や水分制限の不徹底や服薬コンプライアンス不良など）では、医療行為よりも介護やケアが本質的となることも多いのが特徴として挙げられます。

　これらの併存疾患一つひとつにおいて、病態把握・重症度の評

価をし、適切な治療や管理をすることは言うまでもありません。しかし一方で、複数の併存疾患を抱えている高齢者の心不全において、それぞれのガイドラインに沿った検査や治療は、合併症・副作用などに伴い、かえって病態悪化や QOL 低下などをきたす可能性も否定できず、わが国において高齢者の心不全特有のガイドラインが存在するのも事実です[1]。このように一層複雑な管理を要する高齢者の心不全では、どの程度まで併存疾患の検査・治療を行うかは、看護師・医師・理学療法士などの医療者だけでなく、患者さん自身や家族とも十二分に協議し、個々の症例に応じた判断が最重要であると言えます。

❺ 心不全の併存疾患の病態と治療

　高齢者の心不全特有の併存疾患はなぜ重要なのでしょうか。それは、その併存疾患自体が高齢者の予後と関係している一方で、心不全治療薬の選択を難しくしていることが挙げられます。

≡ 心房細動

　高齢者における心房細動の有病率は高く、80 歳以上で約 10%が心房細動をきたしていると報告されています[2]。心房細動は、高齢者の心不全において、時として QOL 低下や心不全増悪を引き起こす可能性があります。さらには、心房細動を合併することは、高齢者の心不全において、予後が悪化するとも言われています。頻脈性心房細動に対して β 遮断薬やジギタリス製剤を投薬されることが多くみられますが、高齢者において、β 遮断薬は併存する腎疾患や肺疾患により使用が制限される傾向にあり、ジギタリス製剤はジギタリス中毒に陥る可能性があり、慎重なモニタリングと薬剤用量の調節を要します。

≡ 慢性腎臓病（chronic kidney disease；CKD）

　高血圧や糖尿病の罹患期間が長くなるとともに、腎障害や腎機能の低下が持続する疾患である CKD のリスクが高まります。さらに CKD が進行することで、末期腎機能不全となった患者さんでは透析治療や腎移植が必要となります。わが国は、全世界 2 位

の末期腎機能不全の罹患率を占め、その原因疾患の内訳として、糖尿病・慢性腎炎や高血圧などが報告されています [3]。これらCKD は心不全を含む心血管病の発症や死亡リスクを上昇させ、心不全の患者さんにおいて、CKD 合併は独立した予後を規定する因子として報告されています [3]。

　高齢者では腎機能の予備能が乏しく、心不全のうっ血に対する治療薬である利尿薬による血管内脱水や降圧効果などのため腎機能障害が顕在することも多くみられます。そして、ふらつき・立ちくらみなどの症状がみられ、食欲低下に伴いさらなる脱水が助長されることも少なくありません。心不全の治療薬で有名なミネラルコルチコイド受容体拮抗薬は、年齢を問わず心不全患者さんの予後を改善することが報告されています。しかし、CKD 患者さんでは、高カリウム血症をきたすことが懸念され、使用が制限されているのが実情です。実際にこれら高齢者では、バナナなどのカリウム含有量の多い食事を摂っている、非ステロイド性抗炎症薬（NSAIDs）を整形外科疾患で内服しているなどにより、腎機能が低下したり、それに伴ってカリウム値が上昇したりする可能性が高く、詳細な問診が必要となります。

貧血

　多くの高齢の心不全患者さんでは貧血を併存していることが少なくなく、加齢とともにその頻度が増加することが報告されています [1]。貧血は、慢性腎不全に伴うエリスロポエチン産生能の低下による以外に、出血または鉄分の摂取不足に伴う鉄欠乏性貧血も多くみられます。特に高齢者では、消化管の悪性腫瘍を合併している可能性も高く、外来や入院中に貧血または極端なヘモグロビン値の低下をきたした場合は、血清鉄や貯蔵鉄などの鉄動態の評価から便潜血や CT による出血源スクリーニングから、消化管内視鏡検査を行うことが必要となります。

悪性腫瘍

　高齢者では、がん発症のリスクも高まり、75 歳以上では 45.4％においてがん発症またはがんの既往歴があることが報告されています [4]。昨今、これらがん患者さんでは、抗がん薬の発展に伴

い寛解する患者数が増加する一方で、抗がん薬により心筋障害を起こす場合があり、心不全発症リスクが高まる抗がん薬関連の心筋障害という概念が注目を浴びています。このため、一部の心筋障害のリスクが高い抗がん薬では、使用中の厳重なモニタリングが推奨されており、高齢者であれば、抗がん薬関連の心筋障害の発症リスクは高く、定期的な心エコー図検査によるモニタリングが必要となります。さらに一部の報告では、がん自体も心不全発症リスクを高める可能性があるとされており、これはがん自体による炎症性サイトカインの産生・亢進が関連していると言われています。

慢性閉塞性肺疾患（chronic obstructive pulmonary disease；COPD）

慢性閉塞性肺疾患（COPD）の有病率もまた、高齢化において増加しています。COPD は、高齢の心不全患者さんにおいて重要な予後へ影響する併存疾患です。COPD 合併の高齢心不全患者さんでは、呼吸苦に伴い日常労作において QOL 低下をきたしやすいだけでなく、慢性的な低酸素血症により、肺血管障害を惹起し、肺高血圧・それに伴う右心負荷、右心不全に陥る可能性もあります。このため、心エコー図検査や呼吸機能検査さらには心肺運動負荷試験などの検査を行い、呼吸困難の原因が、心臓または肺由来であるかを特定し、適切な診断・治療を要します。さらに、これらの患者さんが心不全増悪入院をした際には、高濃度酸素療法により、CO_2 ナルコーシスをきたす可能性があり、適切な評価や陽圧換気・人工呼吸器管理などの対処が必要となります。また、COPD は β 遮断薬との相性が悪く、用量依存性に効果があるとされている β 遮断薬において、開始や漸増の過程で COPD の病状を適切に評価することが大切となります。

糖尿病

糖尿病は、酸化ストレスや神経体液性因子というホルモンの亢進、心筋細胞に栄養を供給する微小血管の障害、さらには高インスリン血症に伴うナトリウム貯留など多岐に及ぶメカニズムによって、心臓の収縮能低下や左室拡大・肥大などのリモデリングを

用語解説

CO_2 ナルコーシス
呼吸の自動調節機構に異常が生じ、二酸化炭素が体内に蓄積し、意識障害などの中枢神経症状が現れる病態。

引き起こします。この結果、糖尿病患者さんでは、心不全発症リスクが高くなると言われています。さらに糖尿病は罹患期間が長くなるとともに腎機能が低下していくため、糖尿病という全身疾患に伴い、長期的に心機能や腎機能低下をきたし、このことは心腎連関の一つとして知られています。

そしてさらに重要なことは、心不全患者さんにおいて、糖尿病由来の腎不全は、腎機能低下の進行度合いが、非糖尿病由来の腎不全と比較して、約2倍程度と言われており、速い速度で腎不全が進行します。そして、代替療法としての透析治療が開始される可能性が高まるのです。さらに透析を開始することに伴い、高血圧症や虚血性心疾患などの心疾患の罹患率が高くなると同時に、さらに管理を難しくさせるのです。

血液透析中の高齢心不全患者さんは、血圧の変動を認め、過度の除水に伴う低血圧によって、めまいやふらつきなどの脳虚血症状をきたす以外に、透析継続が困難となります。そのため、透析患者さんの血圧コントロールにおいて、透析日に応じて降圧薬を減量するなどの薬剤調整をする場合もあります。さらに透析間の体重増加が大きい患者さんでは、血圧上昇や循環血液量の増大に伴う後負荷が増加することによって、急性左心不全を発症する危険性も高く、朝方に突然発症の呼吸苦で救急外来を受診されるケースも多くみられます。さらに、これを助長させる重要な心疾患として、虚血性心疾患が挙げられます。透析患者全体の約65%は狭心症・心筋梗塞、無症候性冠動脈狭窄を含む虚血性心疾患を合併していると言われており、高い罹患率を示す一方で、虚血性心疾患合併の患者さんは、透析中における循環血液量の変動に伴い、冠動脈へ相対的な虚血を惹起することで、急性心不全合併をきたす可能性が非常に高くなります。透析合併の心不全患者さんでは、常に理想的な体重を見定めて管理する必要があり、少しでも体重（体液量）が過多な場合では、透析効率を上げ、透析後の目標体重を下げる調整を要します。一方で、透析中の血圧低下やそれに伴う相対的な冠動脈虚血などのリスクも高めることで、治療抵抗性を示すこともあります。

ナースの目

併存疾患の存在は病態を複雑化させ、さまざまな症状の出現から病態把握が難しいことがよくあります。出現している症状が何に起因しているのか考えることも大切ですが、まずは症状と思い当たる背景や経過を正しく評価して医師へ報告し、患者さんの苦痛症状が長引かないようにケアしていくことも重要です。高齢者は症状の自覚が乏しいことも多々ありますので、日常生活における患者さんの訴えの変化やバイタルサインの変動を見逃さず、日々細やかな観察を行いケアにつなげていく必要があります。

⑥ 高齢者心不全の特徴：フレイル・サルコペニア・認知機能低下

　高齢患者さんにおいて特徴的な所見として、環境因子に対する脆弱性を表すフレイル、栄養状態・筋力低下に伴う機能的障害であるサルコペニア、さらには認知機能低下の３つが挙げられます。高齢の心不全患者さんでも同様にこの３つの特徴を有し、それぞれが独立して心不全における予後との関連が報告されている一方で、お互いが重複しあって存在しています。このため、時にその診断や管理が難しくなるため、総合的に把握・評価することが重要です。

≡ フレイル

　フレイルとは、高齢者における要介護状態の前段階を意味します。フレイルは、自立して日常生活を維持していく上で必要な機能低下を意味する包括的概念であり、筋力低下などの身体機能低下による身体的フレイル、うつ・認知機能低下・閉じこもりなどの心理社会的フレイル、咀嚼・嚥下機能低下のオーラルフレイルなどが存在します（**図2**）。フレイルには、再び健常状態に戻るという可逆的な要素が含まれており、フレイルへの早期発見と適切な介入により、生活機能の維持・向上を図ることが期待されています。一方で、高齢の心不全患者さんでは一つのフレイルに伴

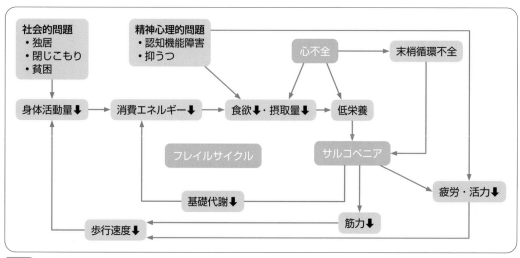

図2　心不全とフレイルサイクル

い、他のフレイルに陥るフレイルの悪循環に陥る可能性が高く、心不全患者さんにおけるフレイルの割合は約半数程度まで及ぶとも言われています。さらに、わが国における85歳以上の超高齢の心不全患者さんを対象とした研究結果では、おもに都市部を中心に、独居などによる社会的フレイルが問題として挙げられました。今後、加速度的に増加する高齢心不全患者さんにおいて、さらなるフレイルが問題として挙げられる可能性があります。

サルコペニア

サルコペニアとは、全身の筋肉量減少による筋力低下や身体機能低下を意味する症候群を示します。これらは、低栄養と並びフレイルの原因の一つとも言われています。

心不全患者さんでは、体液貯留に伴い腸管浮腫をきたします。これにより、吸収障害や右心不全に伴う食欲不振によって低栄養状態になることが少なくありません。さらには、高齢の心不全患者さんでは、食事などによるエネルギー摂取量の不足、消費エネルギーの低下、さらには同化作用の障害により複合的な低栄養状態に陥りやすく、このサルコペニアになるリスクが高くなります。そして、低栄養状態であることは、心不全患者さんにおいて、低アルブミン血症などの変化をきたすことで、利尿薬などの治療薬の反応性を低下させます。そして、サルコペニアは高齢心不全患者さんにおける予後に重要な影響を及ぼす因子であることが報告されています[5]。

栄養評価でよく使用されている評価方法には、高齢心不全患者さんの栄養状態の全般を質問紙票に基づいて評価する主観的包括的栄養評価法（subjective global assessment；SGA）や、血液性化学検査や身長・体重以外に、日常運動機能・認知機能・褥瘡の危険性・併存疾患、内服薬、さらには社会的サポート程度などを多面的かつ総合的に評価する高齢者総合的機能評価（comprehensive geriatric assessment；CGA）があり、定期的に評価することが勧められています。

心臓疾患を有する高齢者では、サルコペニアの合併頻度は約20〜40％と報告によりバラつきがありますが、心不全患者さんにおいては、高い罹患率に加えて、予後に影響を及ぼす重要な因

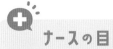

ナースの目

高齢心不全患者さんの身体機能評価で、理学療法士による心臓リハビリテーションの介入は重要です。身体能力や心臓の予備機能を評価し、安全に廃用症候群の予防ができる活動内容について共有し、休日など心臓リハビリの実施が難しい日でも、病棟にて看護師がリハビリを実施するなど身体機能が低下しないよう、継続した支援を行う必要があります。

子であり、見逃さないことが重要と言えます。当院では、心臓疾患を有し、入院中に心臓リハビリテーションを要する患者さん（平均年齢 80 歳）では、約 8 割がフレイルもしくはフレイルの前段階であり、理学療法士の指導に基づいた心臓リハビリの継続に加えて、管理栄養士からの適切なアドバイスを入院中や退院後でも継続して実施しています。

さらにこれらフレイルやサルコペニアを合併している心疾患者さんでは、侵襲的処置に対して脆弱性が増し、回復度が減少する可能性があり、開胸術やカテーテル治療などに対して、治療に成功しても術後の長期予後が不良であることが報告されています[6]。

認知機能の低下

認知症とは、脳の器質的病変を原因とする知能障害の一つで、日常生活に支障をきたす高齢者における代表的な状態です。日本の認知症の有病率は増加傾向にあり、2025 年に高齢者認知症は730 万人、有病率は 20％にも達すると報告されています[7]。

認知症患者さんでは、目的を持った一連の行動を自立して有効に成し遂げる遂行能力に障害をきたすことがあり、段取りがうまくいかず、セルフケアが困難になっていきます。記憶障害や買い物、食事の準備、服薬管理、金銭管理など手段的 ADL の障害が、認知症を疑うきっかけと言われています。特に、75 歳以上、HbA1c 8.5％以上、重症低血糖の既往、脳卒中の既往があれば認知機能障害の頻度が高くなると一般的に言われています。認知機能障害が疑われた場合、認知機能の検査を行い、せん妄やうつ、血液検査や CT・MRI などで脳梗塞・腫瘍などの脳の器質的疾患を除外し判別することが大事となります。

さらに認知機能の低下が進行した高齢の心不全患者さんにおいて問題となるのは、症状などの問診の難しさに加えて、治療薬の順守が困難となる点が挙げられます。特に独居の高齢者では定期的な処方薬の内服ができないために、内服薬の処方カレンダーの設置以外に、デイサービスへの通所時や、ヘルパーや訪問看護サービスなどの社会的サポートを充実することで服薬状況をサポートするシステムの構築が重要となります。

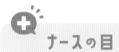

ナースの目

認知症の患者さんでは他の高齢心不全の患者さんと比較して、入院に伴う認知・精神状態の変動が大きく、現状への理解が困難な場合も多いことから、治療やケアを円滑に進めることが難しい状況も度々あります。定期的な認知・精神状態の評価に加えて、不安を増強させない接し方や看護師と患者さんの関係性の構築など待遇面での対応も重要となります。このためチーム全体で統一した関わりができるように、看護師が中心となってケアしていくことが重要です。また認知症ケアチームと協働し、入院中の認知症状の悪化やせん妄症状の出現を予防していく必要があります。

❼ 高齢心不全患者への介入

　高齢者心不全は、多岐に及ぶ併存疾患を伴うことがたびたびあり、病態が複雑になりその理解は難しく、治療抵抗性を示すことも多く、症状の出現も多様になっています（ 表2 ）。入院期間の長期化は身体・認知機能の低下を招き、さらなる入院期間の延長につながり、悪循環となる可能性も高いため、入院時より可能な限り早期に、患者さんの ADL や家族などのサポート状況に応じて療養の場を選定することが重要となります。入院中は連日、退院後の生活を見据えて、患者さんの理解度また認知機能とともに日常生活行動を定期的に評価しながら、療養支援の目標を決定します。ここでは、特にセルフマネジメント能力についての評価が重要となり、自身でセルフケアが困難なケースでは、早期に介護サポートなど適切な支援を選択し、多職種で連携・情報共有しながら、理学療法士・薬剤師・管理栄養士・ソーシャルワーカーなどがそれぞれ専門性を活かした介入を展開し退院を目指していきます。

　当院では週1回、心不全多職種カンファレンスを開催しており、心不全患者さんの療養支援について各職種から情報提供し、協議することでより良い在院日数の短縮に加えて、おもに心不全再入院を抑制するために日々働きかけています。これら多職種カンファレンスで取り上げる患者さんは、特に心不全の再入院リスクが高いと事前に考えられる患者群であるにもかかわらず、当院の過去3年間のデータでは、多職種カンファレンスを実施した症例の6カ月以内の再入院は2件となっており、退院に向けて各職種が協働して準備することの重要性を示しています。

❽ 高齢者の心不全で気を付けること

　高齢者はこれまでの生活習慣の影響から、さまざまな基礎疾患を有してることが多く、心不全増悪の因子・症状も多様となっています。また、加齢による身体的変化により自身の体調変化や症状の出現を自覚しにくいという特徴もあります。このため、病院への受診行動の遅れを招き、心不全の重症化につながり、結果的

に入院期間の延長・長期入院中に感染症（呼吸器・尿路・関節系）などへの罹患や長期臥床による弊害（筋力や認知機能の低下）を伴い、さらなる入院の長期化を余儀なくされることが多くみられます。

　心不全患者さんでは発症時より生活習慣の見直しや、定期受診・内服薬の管理・セルフモニタリングを自身で行っているか情報収集して、患者さんの状態に合わせた支援を行っていく必要があります。フレイルや認知機能低下から精神的問題を引き起こす負の連鎖反応も珍しくありません。急性心不全により集中治療室へ入院を要する患者さんが、慣れない環境や精神状態の変化から、せん妄や認知機能の低下を助長させる状況になる場面も多々観察されます。さらにはこれら ICU シンドロームの予防目的で一般病棟への転床が早まっても、さらに環境が変化したことで、転床後、数日間は精神状態が不安定になることもみられます。

　入院前は ADL が自立していても、長期臥床による筋力低下で自宅退院が困難となることや、独居・高齢世帯など家族や地域のサポートが薄い状態での療養は、再び心不全増悪を招き、短期間で再入院をくり返すことにつながるため、入院中から退院後の生活状況をいち早く把握し必要な支援を検討し準備することが重要です。特に認知症患者さんでは、療養行動をとれず支援が必要となるため、精神・認知機能の評価を定期的に実施し、適切な療養環境で過ごせる退院支援を早期から準備していく必要があります。

⑨ 高齢心不全患者に向けた 多職種カンファレンスの実際

　高齢心不全患者さんの長期入院の要因はさまざまですが、独居や家族・地域のサポート不足など社会的要因から入院が長くなることも多く見受けられます。そのため、退院後の生活の場や患者さんの目標設定について早期から多職種間で共有し、協働して退院支援を行っていく必要があります。各職種は自身の専門性を活かして介入し、必要な情報を共有しながら退院に向けて調整していきます。当院では、心不全再発のリスクが高い患者さんや入院時から自宅退院が困難なことが予測され包括的な評価が必要と予

想される患者さんなどを中心に、多職種カンファレンス（表3、図3）を実施しています。高齢の心不全患者さんは、ADL および認知機能の低下から、入院前までと変わらない生活に戻ることが困難になることも多く、セルフマネジメントの必要性から家族や地域のサポート状況を入院中に準備し整えておく必要があります。

⑩ 高齢者心不全の終末期医療

　高齢者心不全の終末期医療は、終末期であることの判断がしばしば困難であることやエビデンスに乏しいことなどから、具体的な記述が困難な領域とされています。個々のこれまでの人生に配慮し、価値観や人生観、死生観などを十分に尊重しなければなりません。厚生労働省の「終末期医療の決定プロセスに関するガイドライン」では、終末期医療およびケアの決定方針は担当医だけでなく、医療・ケアチームのなかで慎重な判断を行うこととし、

表3 多職種カンファレンスにおける対象者の選定（当院の事例）

- 入退院を短期間（半年以内）にくり返している
- 高齢独居者
- 家族やキーパーソンまた地域からのサポート不足や介護中断の可能性が高い
- 入院中に内服自己管理が困難であった
- 入院前より ADL や認知機能が明らかに低下している

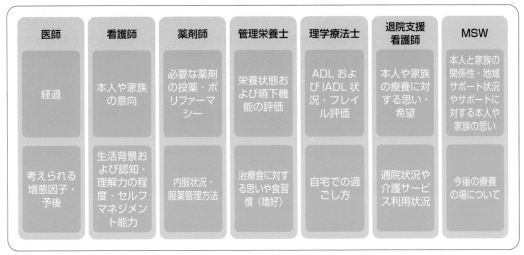

医師	看護師	薬剤師	管理栄養士	理学療法士	退院支援看護師	MSW
経過	本人や家族の意向	必要な薬剤の投薬・ポリファーマシー	栄養状態および嚥下機能の評価	ADL および IADL 状況・フレイル評価	本人や家族の療養に対する思い・希望	本人と家族の関係性・地域サポート状況やサポートに対する本人や家族の思い
考えられる増悪因子・予後	生活背景および認知・理解力の程度・セルフマネジメント能力	内服状況・服薬管理方法	治療食に対する思いや食習慣（嗜好）	自宅での過ごし方	通院状況や介護サービス利用状況	今後の療養の場について

図3 多職種カンファレンスにおける各職種のプレゼン内容（当院の事例）

チームでの合意を求めています[8]。

　心不全患者さんは増悪と寛解をくり返し、増悪のたびに生命の危機となり得る状態や、心機能に影響があり、しだいに身体機能が低下していく経過があります。そのため、状態が悪化しても死期として捉えることが難しい病態とも言えます。特に、長年にわたり入退院をくり返していると、苦しくつらい状態が治療によって軽快し、再び自宅での療養生活に戻る過程が当たり前になってしまうことも多く感じます。しかし、心不全が重症化すると、治療抵抗性となり息苦しさや体液貯留による倦怠感や浮腫などのつらい症状がなかなか改善できなくなります。強心薬の持続点滴がなければ血行動態の安定が難しくなったり、治療が長期化することで前述したように認知・精神状態へ影響を及ぼし、自身の考えを伝えることや意思決定が困難な状況になることもあります。将来の意思決定能力の低下に備え、望む治療と生き方を事前に患者さん、家族と対話するプロセス（アドバンスケアプランニング：ACP）の機会をもつことが重要と言われています。入院時や外来受診時など、変更があり得る患者さん・家族の意思を確認することが常に大切ですが、実際にその場面は少なく、患者さん・家族との関係性の構築や十分な時間をとって面談ができる勤務体制や環境の提供など課題は多く残されていると考えます。誰がACPを行うかは限定されておらず、患者さん・家族を取り巻く医療・ケアチームが患者さんと家族の望む最期について目標を定め、各職種の特色を活かした関わりから得た情報をタイムリーに共有し、介入していくことが重要です。これまでの患者さんの人生史や意思を尊重した最期が迎えられるよう、統一した介入で安らかな環境を提供することが大切です。

引用・参考文献

1) 日本心不全学会ガイドライン委員会. 高齢心不全患者の治療に関するステートメント. http://www.asas.or.jp/jhfs/pdf/Statement_HeartFailurel.pdf（2023年12月閲覧）.

2) 公益財団法人日本心臓財団. 高齢者の心不全. https://www.jhf.or.jp/check/heart_failure/（2023年12月閲覧）

3) Vivekanand Jha, et al. Chronic kidney disease: global dimension and perspectives. Lancet. 382(9888), 2013, 260-72.

4) 厚生労働省健康局がん・疾病対策課. 平成31年（令和元年）全国がん登録罹患数・率報告. https://www.mhlw.go.jp/content/10900000/000942181.pdf（2023年12月閲覧）

5) Narumi, T. et al. Sarcopenia evaluated by fat-free mass index is an important prognostic factor in patients with chronic heart failure. Eur J Intern Med. 26, 2015, 118-22.

6) Sepehri, A. et al. The impact of frailty on outcomes after cardiac surgery:a systematic review. J Thorac Cardiovasc Surg. 148 (6), 2014, 3110-7.

7) 日本における認知症の高齢者人口の将来推計に関する研究 平成26年度総括・分担研究報告書（厚生労働科学研究費補助金厚生労働科学特別研究事業）. https://mhlw-grants.niph.go.jp/system/files/2014/141031/201405037A/201405037A0001.pdf（2023年12月閲覧）

8) 厚生労働省. 終末期医療の決定プロセスに関するガイドライン. https://www.mhlw.go.jp/shingi/2007/05/dl/s0521-11a.pdf（2023年12月閲覧）.

（小林正武／篠原幸枝）

第 II 章

検査についてのキホン

1 心不全の診断・重症度判定に必要な検査とは?

本章では、心不全の診断・重症度判定をするために必要な検査について説明します。

① 血液検査の見方

ナトリウム利尿ペプチド

心不全の診断や予後予測のために最も重要な血液検査は、ナトリウム利尿ペプチドです。ナトリウム利尿ペプチドは文字通り利尿作用を持つペプチドホルモンであり、おもに心室に機械的な負担がかかることで心室から分泌されます。心室にかかった負担を心臓は尿を増やす（利尿）ことで軽減させようとしています。心室に負担がかかった状況こそが心不全なので、ナトリウム利尿ペプチドは心不全かどうかを判断（診断）する指標として用いることができます（図1）[1]。基本的に、高ければ高いほど心不全の可能性が高くなります。BNP と NT-proBNP が臨床で頻用されているナトリウム利尿ペプチドです。BNP と NT-proBNP はいずれも前駆体である proBNP から 1 対 1 の比率で生成されます（図2）。BNP は生理活性を持ち生体内でさまざまな働きをしますが、一方で NT-proBNP は生理活性を持ちません。図1 にあるとおり BNP も NT-proBNP も心不全の診断に有用ですが、それぞれ特色があります。NT-proBNP は生化学のスピッツで採取でき、BNP よりも安定しています。BNP も NT-proBNP も腎機能低下によって上昇してしまいますが、NT-proBNP の方がよりこの影響を受けることがわかっています。BNP も NT-proBNP も心不全の診断だけでなく、経過からその増減を見て治療効果を判断したり、心不全患者さんの予後予測のために使うこともできます。

ナースの目

血液検査：治療・生活の評価の判断材料に

心不全治療を受けている外来患者さんでは、ナトリウム利尿ペプチド（BNP、NT-proBNP）を経時的に評価することが重要です。経時的に低下している場合には、「治療がうまくいっている」「上手に生活ができている」ことの判断材料のひとつになります。逆に増加していれば「心不全の状態が悪くなった」あるいは「生活で何か心負荷がかかることがあったのか」を疑うきっかけとなります。

心不全患者さんは、利尿薬や RAAS 阻害薬を内服していることが多く、ナトリウムやカリウムなどの電解質異常や腎機能悪化リスクがあります。BNP だけでなく、これらの検査結果にも注意を向ける必要があります。

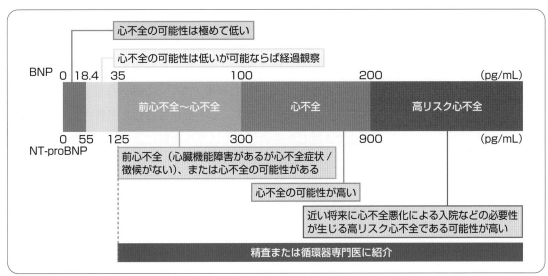

図1 BNP/NT-proBNP を用いた心不全診断や循環器専門医への紹介基準のカットオフ値（文献 1 より転載）
BNP および NT-proBNP から予測される心不全の疑いの度合い。両者とも高いほど心不全の可能性が高くなる。

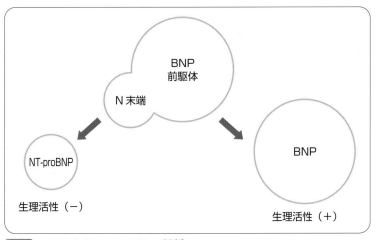

図2 BNP と NT-proBNP の関係
NT-proBNP と BNP は BNP 前駆体より 1：1 で産生され、ともに心不全の指標となる。腎不全患者でいずれも高値になる傾向があるので注意が必要である。

≡ 貧血

　心不全患者さんの血液検査ではほかにも着目するべき点があります。貧血は心不全患者さんによく合併します。貧血があると末梢臓器への酸素供給量が減少するため、貧血が慢性的に続くと心臓に負担をかけ心不全の発症や増悪の原因になります。貧血を評価するためにはまずはヘモグロビン値を参照し、鉄やフェリチン、トランスフェリン飽和度（TSAT）なども非常に参考になります。

≡ 慢性腎臓病

　慢性腎臓病も心不全患者さんの多くが合併し、慢性腎臓病が進行すると心不全患者さんの予後が悪化します。慢性腎臓病は推定糸球体濾過量（eGFR）と微量アルブミン尿の程度によって評価し、ステージ分類を行います。心不全が進行した患者さんや、急性心不全で入院した患者さんではうっ血肝により肝酵素の上昇がみられることがあります（AST、ALT、ビリルビン、γGTなど）。また、心不全患者さんではナトリウムやカリウムなどの電解質異常が多く観察されます。これは心不全そのもののほかに、利尿薬や心保護薬などの影響があります。

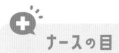

ナースの目

胸部X線写真：変化の観察、聴診と併せて考える

　胸部X線写真を読み解くのは簡単ではありませんが、以前に検査されていれば心陰影の拡大や縮小、肋骨横隔膜角、肺血管陰影の変化もわかります。日ごろから確認することで、異常所見がわかってきます。肺野の聴診をしてから、X線所見と併せて考えることで、スキルアップにつながります。

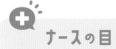

ナースの目

心電図：異常の早期発見、早期対応を

　心電図は、非侵襲的で看護師でも簡単に検査できるため、判読力をつければ異常の早期発見と対応ができ非常に有用です。心不全患者さんでは、利尿薬を内服していることが多いため、電解質異常のリスクがあります。心電図によって電解

2 胸部X線（レントゲン）写真の見方

　胸部X線は、肺うっ血や心拡大を簡便に判断する上で重要な検査です。心不全患者さんは心臓への負荷に伴い心拡大、つまり胸部X線写真で心胸郭比が大きくなります。心拡大は、心胸郭比が50％を超えているかで判断します（図3）。胸部X線は立位で撮影することが一般的ですが、入院中の方ではポータブルで撮影することもあります。この場合には心胸郭比の解釈に注意する必要があります。心臓は腹側寄りに位置するため、ポータブルで前方から撮影する場合には（A→P）、立位で後方から撮影する場合に比べて心胸郭比は大きく映ります。心胸郭比のほかに心不全

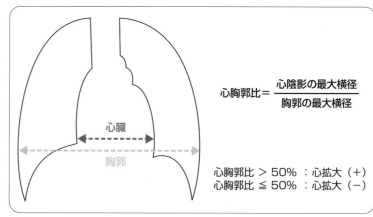

$$心胸郭比 = \frac{心陰影の最大横径}{胸郭の最大横径}$$

心胸郭比 ＞ 50％ ：心拡大（＋）
心胸郭比 ≦ 50％ ：心拡大（－）

図3　胸部X線写真でみる心胸郭比

胸部X線写真では、肺野のうっ血や胸水、および心拡大の有無が観察できる。心胸郭比は心臓の最大横径と胸郭の最大横径の比率であり、50％を境界として心拡大の有無を判断する。

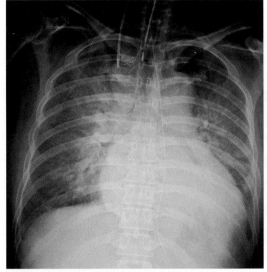

うっ血性心不全	細菌性肺炎
両側性・肺門優位の透過性低下と心陰影の拡大	区域性、気管支透亮像を伴う浸潤影

図4 胸部X線写真でみるうっ血性心不全と細菌性肺炎

うっ血性心不全では、典型的には肺門優位で両側に広がる透過性の低下がみられる。一方肺炎では末梢まで到達し得る、気管支透亮像を伴った透過性の低下がみられる（黄○）。区域性に発症することもある。

患者さんの胸部X線写真でみるべきポイントは、肺うっ血や肺血管陰影の増強、胸水の有無でしょう。典型的なうっ血性心不全では、肺門部周辺を主体とするバタフライシャドウと呼ばれる透過性の低下を呈します。それに対して浸潤影では肺胞内が浸出液や分泌物で置換されているため、気管支透亮像や肺野末梢まで広がる透過性の低下がみられることが多いです（**図4**）。

❸ 心電図の見方

　心電図によって心不全患者さんの背景にある心疾患の情報がわかることがあります。ポイントは①調律、②軸偏位がないか、③ST変化がないか、④T波の変化がないか、⑤異常Q波やq波がないか、⑥QT延長がないかなどです。心電図の異常に慣れるためには、まずは正常の心電図波形を覚えることが重要です。そのうえで、上記の異常がないかを順をおって確認していくと、心電図の判読をすることができます。心不全患者さんの心電図異常は心不全の背景疾患によって異なるので、その背景疾患に特徴的な

質異常に気付くことができます。例えば、テント状T波は高カリウム血症を示唆します。日本不整脈心電学会主催の心電図検定などを目標にすればよりモチベーションをもって自己研鑽ができるでしょう。

　心不全の入院患者さんの多くで、モニター心電図が装着されています。異常波形や頻脈、徐脈を検出し早期対応につながります。一方で、モニターが適切な位置に装着されていなかったり、アラーム設定がなされていないと、異常以外の原因でアラームが頻回に鳴ったり、それが環境音化して本当の異常時に早期発見が遅れることにつながる恐れもあるため、基本に忠実になることが重要です。

所見がないかを探すようにすると近道かもしれません。また、以前の心電図と比較することもとても重要です。一見異常にみえても実は以前と変化がなかったり、心電図を並べて比較することで初めてわかる変化もあります。

④ 心エコーの見方

経胸壁心エコーは、非侵襲的に、医療被曝もなく、かつリアルタイムに心臓の動きや形をみることができる検査です。また、ベッドサイドで検査ができ、最近ではポケットサイズの心エコー装置も実用されており、利便性にも優れています。ここでは、心エコーを理解するのに大切な基本知識について解説します。

左室駆出率 Ejection Fraction（EF）

EF は左室の収縮能を反映し、「（左室拡張末期容積—左室収縮末期容積）×100/ 左室拡張末期容積」で計算されます。分子は1回心拍出量になるので、左室拡張末期に受容した血液に対する1回心拍出量の割合が EF となります。この EF は心不全患者さんを分類する際の基準となり、EF が 50% 以上、40～50%、40%以下の場合をそれぞれ Heart failure with preserved EF（HFpEF）、Heart failure with mildly-reduced EF（HFmrEF）、Heart failure with reduced EF（HFrEF）と呼びます[2]。以前は心不全といえば HFrEF と考えられていましたが、いまでは HFpEF が HFrEF の割合を上回ると報告されています[3]。HFpEF は一見心機能に問題がなさそうにみえることも多く、正確な診断が求められます。

局所壁運動異常（asynergy）

左室の局所的な壁運動の異常を指します。急性冠症候群や陳旧性心筋梗塞の患者さんの心エコーレポートで見かけることがあります。心筋は冠動脈から血液つまり酸素を受け取っています。急性冠症候群などで冠動脈が閉塞するとその冠動脈が栄養している心筋への酸素供給が高度に減少し、心筋の壊死（つまり梗塞）が起こり左室の壁運動が高度に低下します。他の冠動脈が栄養して

いる心筋の血流・酸素供給は問題ないことが多いので、左心室の一部つまり局所的な運動の低下が起こります。これが局所壁運動異常です。胸痛や胸部不快感などを主訴に搬送された患者さんでは、心電図やこの局所壁運動異常を評価することで、急性冠症候群を疑うことができます。

弁膜症

心臓には大動脈弁、僧帽弁、三尖弁、肺動脈弁の4つの弁があります。弁膜症はおもに狭窄症（弁の出口が狭くなる）と閉鎖不全症（逆流する）に分けられ、その重症度を軽度（mild）、中等度（moderate）、高度（severe）で表すことが一般的です。施設によってはⅠ〜Ⅳ度と表現することもあります。大動脈弁狭窄症と僧帽弁閉鎖不全症は頻度も多く、またカテーテルによって治療可能になってきており、目にする機会が多い弁膜症です。

下大静脈

IVCは inferior vena cava の略で、下大静脈を指します。下大静脈が重要である理由は、その形態を心エコーで見ることによって右房圧を推定できるからです。心不全では体液貯留によって右房圧が上昇し、全身性のうっ血をきたします。このうっ血は心不全患者さんの予後不良因子であり、治療ターゲットとなります。IVCの血管径 > 21mm かつ呼吸による変動が50%未満の場合の右房圧は15mmHg、血管径 < 21mm 未満かつ呼吸性変動が50%以上の場合の右房圧は3mmHg、それ以外の場合の右房圧は8mmHg と推定されます[4]（図5）。

⑤ 運動負荷心エコーの見方

かつては心不全＝心収縮能低下、つまり HFrEF を指していましたが、HFpEF の概念が世に知られるようになってからその診断・治療法の研究はいまや循環器領域のトピックとなっています。HFpEF の長期的予後は悪く、さらに高齢化や生活習慣病の増加によって HFpEF の頻度は上昇し、高齢心不全患者の7割近くに及ぶという報告もあり[3]、適切に HFpEF を診断・治療していく

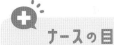

ナースの目

運動負荷心エコー：労作時息切れは歳のせい？

HFpEF は高齢者が多く「歩いて、息が切れるのは、歳のせい」として、心不全の発見が遅れる可能性があります。心不全の早期発見と治療のために、「労作時の息切れ」は心不全のサインかもしれないことを啓発していきたいですね。こういった労作時息切れから隠れ HFpEF を見つける検査のひとつが運動負荷心エコーです。

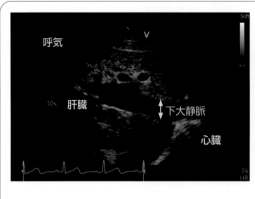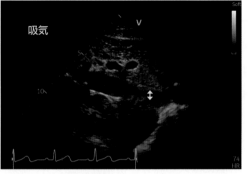

呼気　／　吸気

呼気側: 肝臓　下大静脈　心臓

吸気側: 推定右房圧

呼吸性変動 ≧ 50%＋血管径 < 21mm：3mmHg
呼吸性変動 < 50%＋血管径 > 21mm：15mmHg
それ以外　　　　　　　　　　　　：8mmHg

図5　心エコーでみる下大静脈径と呼吸性変動

右房圧は下大静脈径と呼吸性変動の有無で推定できる。ただ正確な評価は困難であり、その評価には注意を要する。下大静脈は心窩部からエコーを当てることで描出できる。

ことが重要です[5]。HFpEF の中には労作時息切れの初期症状のみで安静時の検査では診断基準を満たさず、見逃されている症例が少なくありません。「労作時に息切れがする」ということは「労作時に異常が起こっているかもしれない」と考えられます。そこで、運動して心臓に負荷をかけた状態で心エコーを行うことで、HFpEF を早く診断できる可能性があります[5]（図6）。仰臥位でエルゴメーター（自転車）をこいでもらいながら、心エコーで心機能とくに左室拡張能を評価します。

⑥ 右心カテーテル検査の見方

　右心カテーテル検査は、おもに心内圧と心拍出量を侵襲的に評価する役目があります。一般的にスワン・ガンツカテーテルと呼ばれるカテーテルを右心系に挿入して、右房圧、右室圧、肺動脈圧、肺動脈楔入圧（pulmonary capillary wedge pressure；PCWP）を直接測定します。PCWP はカテーテル先端のバルーンを肺動脈に楔入させることで得られ、左房圧を反映します（図7）。心不全は血行動態的には左室圧（≒左房圧）が上昇する病態であり、PCWP を測定することで心不全の診断、リスク層別化、治療効果判定、予後予測に有用です。肺動脈圧の上昇は肺高血圧と呼

ばれ、現在のガイドラインでは平均肺動脈圧 ≧ 25 mmHg によって定義されます[6]。心不全患者さんではおもに左房圧の上昇に伴う二次的な上昇によって起こりますが、肺血管の器質的異常（リモデリング）も関与します。右心カテーテルでは心拍出量をFick 法あるいは熱希釈法によって測定することができます。これ

ナースの目

右心カテーテル：カテ室で検査の見学をしてみよう

右心カテーテルは心内圧や心拍出量の評価のほかに、シャント性疾患（心内の酸素飽和度を測定していき、シャント部位と短絡量の推定を行う）の精査でも実施されます。血管造影室に勤務したことがない看護師では実際にカテ室でどんな検査が行われているか、どうやって患者さんに声掛けやケアをすればいいか想像がつかないかもしれません。カテ室での検査の様子を見学にいくことをお勧めします。

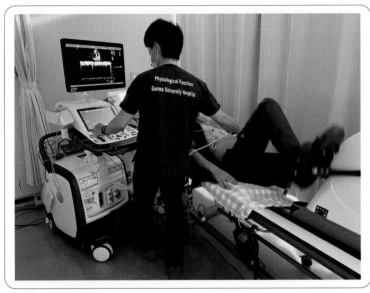

図6　運動負荷心エコーの様子
エルゴメーターで負荷をかけながら心エコーを行う。経時的に負荷を上げていく。

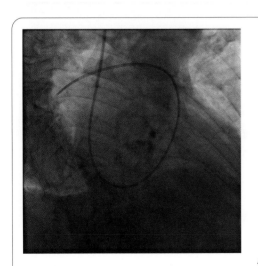
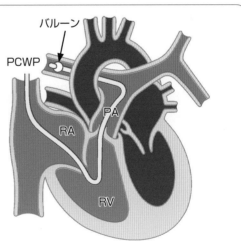

バルーン

PCWP

PA

RA

RV

先端で圧を測定
→バルーンで血流を遮断することで、PCWP が測定可能

図7　右心カテーテル（スワン・ガンツカテーテル）検査の様子
先端にバルーンがついており、膨らませたまま心内を進めることで心臓を物理的な損傷のリスクから守れると同時に、肺動脈に楔入されることで血流を遮断して肺動脈楔入圧を測定できる。
PCWP：肺動脈楔入圧、PA：肺動脈、RV：右室、RA：右房

によって、前述した PCWP とともに患者さんの心不全の状態を
フォレスター（Forrester）分類によって判断したり（図8）、
肺血管抵抗を算出することが可能です。

⑦ 冠動脈造影検査の見方

　冠動脈造影検査（coronary angiography；CAG）は、狭心症
や急性冠症候群などの虚血性心疾患が疑われる時に施行する検査
です。冠動脈は 図9 のように左前下行枝、左回旋枝、右冠動脈
の３本があり、左前下行枝と回旋枝は左冠動脈主幹部から起始し
ます。冠動脈は立体であるものの、冠動脈造影では平面で表され
ます。このため、冠動脈狭窄が偏在性の場合には狭窄度を過小評
価してしまう可能性があり、複数の方向から撮影をします。冠動
脈に狭窄や閉塞がみられた場合、患者さんの状態に応じて経皮的
冠動脈形成術や冠動脈バイパス術によって血行再建を考慮します。

⑧ おわりに

　心不全を診断、病態を評価するための基本的な検査について説
明しました。これらの検査の特徴を知ることで、心疾患の理解が
さらに深まることを期待しています。

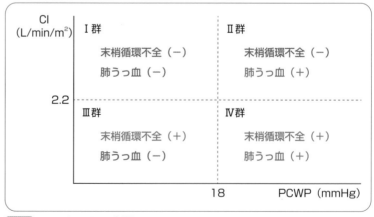

図8 フォレスター分類
心係数（CI）・肺動脈楔入圧（PCWP）を用いて心不全患者をⅠからⅣ群に分
類する。肺うっ血を呈する患者には血管拡張薬や利尿薬を、末梢循環不全を呈
する患者には強心薬を用いた治療をすることが多い。

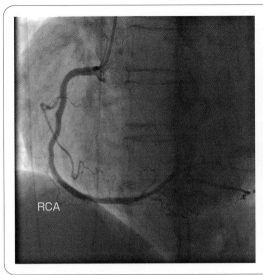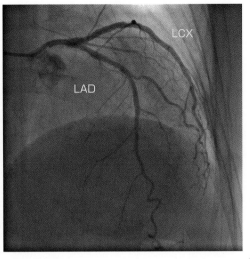

図9 冠動脈造影検査の様子

左橈骨動脈からのアプローチで、JL（ジャドキンスL型）4.0のカテーテルを用いて左冠動脈を、JR4.0を用いて右冠動脈を造影している。

LAD：左前下行枝、LCX：左回旋枝、RCA：右冠動脈

引用・参考文献

1) 日本心不全学会. 血中BNPやNT-proBNPを用いた心不全診療に関するステートメント 2023年改訂版. 2023. http://www.asas.or.jp/jhfs/topics/files/bnp20231017.pdf?20231026（2023年11月閲覧）

2) 日本循環器学会／日本心不全学会. 急性・慢性心不全診療ガイドライン（2017年改訂版）. https://www.j-circ.or.jp/cms/wp-content/uploads/2017/06/JCS2017_tsutsui_h.pdf（2023年11月閲覧）.

3) Shiba, N. et al. CHART-2 Investigators. Trend of westernization of etiology and clinical characteristics of heart failure patients in Japan : first report from the CHART-2 study. Circ J. 75（4）, 2011, 823-33.

4) Lang, RM. et al. Recommendations for cardiac chamber quantification by echocardiography in adults : an update from the American Society of Echocardiography and the European Association of Cardiovascular Imaging. J Am Soc Echocardiogr. 28（1）, 2015, 1-39. e14.

5) Harada, T. et al. Echocardiography in the diagnostic evaluation and phenotyping of heart failure with preserved ejection fraction. J Cardiol. 79（6）, 2022, 679-90.

6) 日本循環器学会. 肺高血圧症治療ガイドライン（2017年改訂版）. https://www.j-circ.or.jp/cms/wp-content/uploads/2017/10/JCS2017_fukuda_h.pdf（2023年11月閲覧）.

（湯浅直紀／小保方 優／松村恵子）

第Ⅲ章

治療についてのキホン

1 心不全の薬物療法とは?

① はじめに

　本書のほかの章でも説明しているように、心臓は血液・血管を通して全身とつながっています。心不全とは、心臓がおもな原因ではあるもののその他のさまざまな臓器や病態の異常も相まって、結果として全身に血液を送り届けるというポンプとしての心臓のはたらきがうまくいっていない状態を広く差します[1]。したがって、心不全を治すためには全身を治さなければならないと言っても決して言い過ぎではありません。

　心不全は比較的安定している時期（代償期）と安定しておらず不安定な時期（非代償期）とに分かれます。代償期であれば患者さんも比較的苦労なく日常生活を送ることができるため、外来通院においてこれから述べる薬物治療を用いて継続的な治療を受けます。しかしながら、ひとたび何らかの誘因、例えば薬を飲み忘れてしまったり風邪をひいてしまったりした場合に心不全が増悪すると非代償期となり、全身や肺に体液が貯留したり（これをう

用語解説

うっ血

　体液が貯留することをうっ血と呼び、うっ血の場所によって全身うっ血と肺うっ血に分かれる。全身うっ血は浮腫などの症状をきたし、肺うっ血は呼吸困難などの症状をきたす。

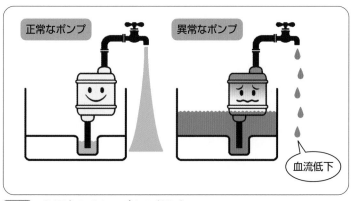

図1 心不全のメカニズムの考え方
心不全は大きく、①うっ血による症状と②低拍出による症状の2つに分けて考えると理解しやすい。

っ血と呼びます）、心臓のポンプ機能が低下して全身が血流不足（これを低拍出と呼びます）に陥ります（）。動作時に息切れや呼吸困難感を自覚したり、ひどい時は安静時や夜間にも呼吸困難感を自覚したりするため、入院治療が必要になります。この状態を急性心不全と呼んだり心不全の急性増悪と呼んだりします。

　急性心不全を起こした場合は、全身の状態や血行動態が比較的安定しているかどうかによって、一般病棟よりも集中治療室で管理を受けることが望ましいと判断されることもあります。ここでは、より直接的に素早い効果を期待して、注射薬を使用することが多いです。血圧や心拍数、尿量などをできるだけリアルタイムに計測して治療の効果を判別したり病態が改善しているのか悪化しているのかを刻々と判断したりしていきます。

　病態が比較的安定した後は、一般病棟に移動して治療を続けます。注射薬は同系統の内服薬に切り替えていきます。病態が安定すれば、いわゆる代償期に入ったと考えますが、心不全が治ってすっかり完治した訳ではありません。さらに悪化させないためにも、そして願わくはさらに心機能を改善させるために薬物治療を継続します。退院後も、慢性心不全に対して薬物治療を継続していきます。

　本稿では、心不全をとりまく併存疾患に対する治療を述べた後で、急性心不全、慢性心不全に対する代表的な薬物治療について説明をしていきたいと思います。

② 心不全とは？

　心不全とは、なんらかの原因（場合によっては複数存在することもあります）が存在することによって、結果として心臓の機能が十分にはたらけていない「状態」を指します。したがって、理論的には心不全につながるようななんらかの基礎疾患・背景疾患が存在するはずです（）。心不全を治療するためには、心不全に対する一般的な治療を行うとともに、こういった背景疾患がなんなのかを明らかにして、それらも同時並行で治療していく必要があります。基礎疾患としては、例えば高血圧症、心房細動な

ナースの目

一般病棟と集中治療室の違い

　集中治療室には、一般病棟での管理が難しい補助循環デバイスや人工呼吸器、高用量の循環作動薬を必要とする患者さんが入床します。特殊な環境下であるため患者さんは身体的苦痛だけでなく、精神的、環境的にも苦痛を抱えており、診療と療養生活の両方で密度の高いケアの提供が求められます。

ナースの目

心不全の増悪因子・誘因へのアプローチ

　心不全増悪の誘因を患者さん自身は気づいていない場合が多いです。患者さんと一緒に入院前の生活を振り返り、心不全の増悪因子を明らかにすることが、「心不全指導」につながる大事なプロセスになります。

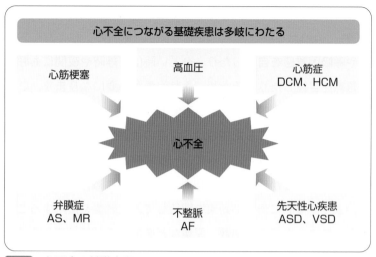

図2 心不全の基礎疾患

どの不整脈、弁膜症、虚血性心疾患などが挙げられます。心筋自体に問題がある心筋症も頻度としては少ないものの重要な基礎疾患です。

　これらに加えて、心不全が増悪した場合はなんらかの「誘因」が存在することが多いです。例えば怠薬していたとか風邪を引いたとか、食生活が乱れていた場合に心不全が増悪するので、これらの誘因を明らかにして、可能ならばこれらにもアプローチすることによって治療につながったり再発を予防できたりします。

❸ 心不全に対する治療方法は？

　本稿では薬物治療に焦点を当てて話をします。心不全の治療には薬物治療以外の治療方法も存在します。例えば弁膜症に対するカテーテル治療の発展は目覚ましいものがありますし、超重症心不全に対しては補助人工心臓治療などのデバイスを用いた治療が検討されます。近年は運動療法の重要性が認識されるようになり、心臓リハビリテーションも適応があれば積極的に行われるようになってきました。

　しかしながら、これらの治療は原則として薬物治療が奏功しない場合に検討されたり、薬物治療という下支えと同時進行で行われたりするものです。全ての心不全治療は薬物治療から始まっており、薬物治療なくしては始まりません。さまざまな非薬物治療

が提唱されつつある現代だからこそ、ここで薬物治療の重要性を
しっかり勉強していただきたいと思います。

目に見える治療と目に見えない治療？

　心不全に対する薬物治療は、大きく目に見える治療と目に見え
ない治療に分けられます。目に見える治療とは、医療従事者から
見ても患者さんから見ても、はっきりと効果が実感できる治療で
あり、浮腫などの所見や症状を改善させる利尿薬などを用いた治
療のことです。患者さんは症状を認めるからこそ医療機関を受診
している訳なので、基本的にはなんらかの主訴が存在するはずで
す。これらの症状を緩和してあげることが患者さんの満足度にも
つながりますし、ひいては心不全の治療にもつながります。

　一方で、目に見えない治療とはなんでしょうか？ 心不全に対す
る薬物治療のうちの大部分はここに該当するといっても過言では
ありません。心不全を悪化させているホルモンバランスの乱れを
改善させて心臓の機能を改善させることによって、心不全の再発
を予防したり患者さんの寿命を延ばしたりする薬物治療を指しま
す。これらの効果は必ずしも目に見えるものではありません。患
者さん本人も具体的に薬物治療によって寿命が延びたかどうかを
自覚することはできません。しかしながら、これらの治療は症状
を取ることと同じくらい、いや、それ以上に重要な目的です。し
たがって、われわれ医療従事者は、患者さんに寄り添いながら、
症状の緩和に努めつつも長期予後の改善を図るように薬物治療を
調節していく必要があります。そのためにも、ひとつひとつの薬
物治療の目的を患者さんに説明して納得いただくことが服薬アド
ヒアランスの向上につながります。

心不全の併存疾患を治療する

　ここからは、具体的な病態や薬物の各論を話したいと思います。
先ほど述べたとおり、心不全に対する薬物治療は大きく心不全の
基礎疾患・併存疾患へのアプローチと心不全そのものに対するア
プローチの二つに分かれます。まずは心不全の併存疾患にはどう
いうものがあって、それぞれに対してどのようなアプローチをと
ったらいいか、特に薬物治療の観点から概説したいと思います。

用語解説
目に見えない治療
　症状を緩和させる「目に
見える治療」と双璧を成す
治療であり、患者さんの予
後改善をめざす治療を指し
ます。患者さん本人には予
後が改善したという自覚が
得られにくいためにこのよ
うに呼ばれています。

ナースの目
**服薬アドヒアランスの
向上にむけて**
　患者さんの中には「普段
から血圧が低いのに血圧の
薬が処方されている」など
目に見えない治療の効果が
理解できないことで服薬を
中断してしまう方もいます。
患者さんの内服薬に対する
思いや理解の程度、服薬管
理能力やライフスタイルな
ど服薬アドヒアランス低下
の要因を明らかにすること
が、アドヒアランス向上の
支援につながります。

● 高血圧症

わが国における慢性心不全の基礎疾患のうち、頻度が高いもののひとつが高血圧症です（図3）[2]。虚血性心疾患や弁膜症も比較的頻度が高いとは言えますが、やはり薬物治療で対応できるというメリットがある点でも高血圧症は極めて重要です。そもそもわが国において高血圧症は実に約 1/3 は認知されていません。つまり多くの方は、自分が高血圧症であるかどうかを自覚していません。たとえ高血圧症の治療を行っていたとしても、その多くはコントロールが良好とは言えません。食塩制限をはじめとした食事指導や適度な運動を定期的に行う運動療法も極めて重要ですが、なかなかこれだけでは高血圧症がコントロールできない局面も多いため、降圧薬を用いた薬物治療を併用することになります。

降圧薬は、カルシウム拮抗薬や ACE（アンジオテンシン変換酵素）阻害薬・ARB（アンジオテンシンII受容体拮抗薬）などが主体となり、適宜利尿薬であるサイアザイド系利尿薬を併用します。単剤を増量していくよりも複数の降圧薬を組み合わせる方が有効とされており、特に 2 剤目または 3 剤目には利尿薬を加えることで有効な降圧が達成されます（図4）[3]。一般的には 140/90 mmHg 以下が目標になりますが、喫煙歴や脂質異常症などの併存疾患を合併していたり、高齢・男性などの因子をもっていたりする場合は動脈硬化性疾患のリスクが高いという判断から、より早い段階から高血圧症に対する介入が要求され、その要求値もより厳格なものになります。特に、尿蛋白を認めたり高血圧性の臓

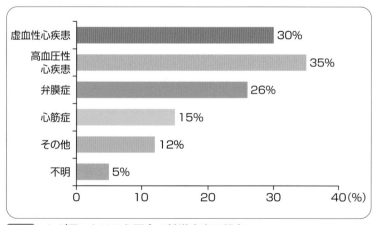

図3 わが国における心不全の基礎疾患の頻度 　　　（文献2より）

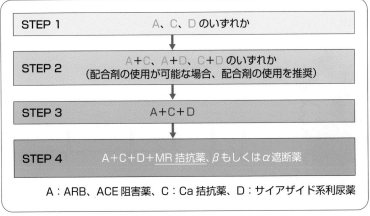

STEP 1	A、C、D のいずれか
STEP 2	A＋C、A＋D、C＋D のいずれか （配合剤の使用が可能な場合、配合剤の使用を推奨）
STEP 3	A＋C＋D
STEP 4	A＋C＋D＋<u>MR 拮抗薬</u>、βもしくはα遮断薬

A：ARB、ACE 阻害薬、C：Ca 拮抗薬、D：サイアザイド系利尿薬

図4 降圧薬の組み合わせの考え方　　　　　　　　　　（文献 3 より）

器障害を認めたりする場合は臓器保護の観点から ACE 阻害薬または ARB が推奨されます。一方で、高齢者であったりもともと高度な高血圧が続いていたりする患者さんにおいては急激で過度な降圧は臓器血流の低下による副作用を生じる可能性が高いので、慎重に少しずつ降圧していく必要があります。

近年、食生活の欧米化や併存疾患の多様化、患者さんの高年齢化によって難治性の高血圧症例が増えています。治療抵抗性を示す高血圧症に対しては、ミネラルコルチコイド受容体拮抗薬、特に高血圧症に対して適応のあるエサキセレノンを追加したり、近年高血圧症に対しても適応を取得したサクビトリル・バルサルタンを追加したりすることが増えてきました。

● 心房細動

心房細動と心不全は極めて深い関連があります（**図5**）。心房細動をもつ場合は心不全になりやすく、心不全をもつ患者さんは心房細動を発症する確率が高いことがわかっています。まず、心房細動も心不全もいずれも基礎疾患や増悪因子に同じものが多いことが原因のひとつとして挙げられます。また、心房細動が存在すると有効な血流を心室に送ることができず心拍出量が低下するし、心不全が存在すると神経体液性因子を不必要に増加させる結果として心房に負担をかけることで心房リモデリングが進行したり、僧帽弁逆流症が増悪するために心房に負荷がかかったりすることによって、心房細動が出現しやすくなります。

心房細動による頻脈は心不全を増悪させるため、β遮断薬を投

用語解説

サクビトリル・バルサルタン

もともと収縮力が低下した心不全に対して適応があり、高血圧症への適応が追加されました。最初から投与するのではなく、ACE 阻害薬または ARB から切り替えて使用します。

用語解説

心房細動

心房が痙攣して規則的な電気信号を送ることができず、細かい電気信号のうちのいくつかがランダムに心室へ伝わって心室の収縮に至るため、収縮のタイミングが不規則になります。

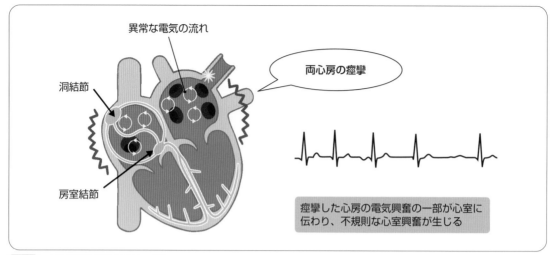

異常な電気の流れ

洞結節

房室結節

両心房の痙攣

痙攣した心房の電気興奮の一部が心室に
伝わり、不規則な心室興奮が生じる

図5 心房細動が生じるしくみ

与して徐拍化を図ります。集中治療室で管理している場合は血行動態に悪影響を与えにくいとされているオノアクト®が好まれます。心不全を背景にもつ患者さんにおける心房細動は心不全を増悪させて予後を悪化させる心配があるため、積極的に心房細動を改善させる手立ても検討します。以前は抗不整脈薬を用いて心房細動の除細動化を試みましたが、数々の研究によって抗不整脈薬を無暗に使う方が新たな不整脈を引き起こして予後を悪化させることが判明したため、最近はカテーテルを用いたアブレーション治療が好まれます。

　心房細動をもつ患者さんにおいて、心房の中、特に左心耳の中で血流が滞留しやすくなることによって血栓ができ、このために脳梗塞の発症リスクが高まります。特に心不全をもつ患者さんにおいてこの危険性が高いために、抗凝固薬が投与されます。かつてはワーファリン一択でしたが、納豆などワーファリンの効果に影響を与える食品の摂取が禁止されたり、ワーファリンの効果を確認するために定期的な採血が必要だったりしました。最近は、そのような食事制限がなく定期的な採血も必ずしも必要ではない、新しいDOACと呼ばれる種類の抗凝固薬が主流です。いくつかの大規模臨床試験によって、DOACはワーファリンと比較して出血性の合併症が少ないにもかかわらず脳塞栓症の予防に優れていることが明らかにされています。

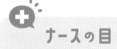

ナースの目

抗凝固薬内服における患者指導

　易出血状態になるので打ち身や切り傷など日常生活でのケガや、間違って2回分の内服を行わないこと、内服の自己中断に伴う血栓症のリスクについて説明することが大切です。また、消化管出血も合併症として少なくないので排便性状の観察も併せて説明しておくと良いでしょう。

● 慢性腎臓病（心腎連関）

　心臓はあらゆる臓器と直接的・間接的に関連していますが、特に心臓と腎臓は同じく体液量や循環を司る臓器として深い関連性があり、これを「心腎連関」と呼びます。すなわち、心臓病の治療を行う際には腎臓のことも念頭に置いて臨む必要があり、逆も成り立ちます。

　心不全の薬は多面的な効果をもつものが少なくありません。心不全患者さんの予後を改善するとされている ACE 阻害薬・ARB・ARNI（アンジオテンシン受容体ネプリライシン阻害薬）や SGLT2 阻害薬などは腎臓を保護する効果も併せもつとされており、特に腎機能障害をもつ患者さんにおいては積極的に使うべきです。一方で、副作用として、一時的に腎機能が悪化したり血清カリウム濃度を上昇させたりすることがあるために注意が必要です。

　心不全は血液を全身に送る機能が低下しているために、血液が全身にうっ滞します。これを「うっ血」と呼びます。うっ血を治療するためには利尿薬を投与して不必要にうっ滞した体液を体の外に排出してあげる必要があります。一方で、あまりに利尿薬が効きすぎると血管内の脱水を引き起こし、腎臓への血流量も低下するために腎機能障害を引き起こします。したがって、心不全患者におけるうっ血治療においては、腎機能に対しても常に睨みを利かせながら利尿薬の微調節を行う必要があります。近年は、比較的腎機能障害をきたしにくいとされるバソプレシン受容体拮抗薬も既存の利尿薬と併用されるようになりました。

● 貧血（心腎貧血連関）

　赤血球は腎臓から分泌されるエリスロポエチンの作用によってその生成が制御されています。腎機能障害が進行すると、腎性貧血という病態によって貧血が進行します。また、貧血が存在すると末梢組織に分担されるべき酸素量が低下するために、心臓の拍出量が増加して心臓に負担がかかることによって心不全をきたします（これを高拍出性心不全と呼びます）。このように、貧血は腎臓・心臓と密接な関係性をもっていることが知られており、最近、「心腎貧血連関」という概念が知られるようになりました。

　心不全をもつ患者さんを診療する際には、腎臓だけでなく、貧

 用語解説

バソプレシン受容体拮抗薬

　トルバプタン（サムスカ®）のみが使用可能です。通常のループ利尿薬とは作用機序が異なり、電解質は排出させずに自由水のみを排出させ、比較的腎機能を温存しやすいという利点があり、近年積極的に使用されています。

血にも同時にアプローチする必要があります。心不全が存在すると鉄の吸収が阻害されており、鉄欠乏性貧血を合併していることもあります。消化管からの鉄吸収が低下している場合は鉄の静脈内投与が必要になることもあります。腎性貧血を合併している場合はエリスロポエチンの産生やその作用を高める HIF-PH 阻害薬が使われます。多血症になると血栓性の合併症を起こすことがあり、貧血を是正する際は緩徐に行う必要があります。

● その他の併存疾患を治す

これ以外にもさまざまな病態によって直接的・間接的に心不全は進行します。例えば狭心症や心筋梗塞をはじめとした虚血性心疾患、僧帽弁逆流症などの弁膜症、そして心筋自体の異常である心筋症などが挙げられます。薬物治療はこれらの病態に対してももちろん重要な役割をもちますが、しばしば薬物治療だけでは不十分であり、カテーテル治療や場合によっては外科治療が根治術としては要求されることも多いため、早い段階からインターベンションができる部署に連絡をとっておく必要があります。また、心筋症の中にはアミロイドーシスやサルコイドーシスなどの二次性心筋症が含まれていることがあり、しっかりと鑑別しておく必要があります。なぜならばこれらの病態は、それぞれタファミジスメグルミン（ビンダケル®）やステロイドなどの特異的な治療方法が存在し、これらの治療を行うことで劇的に病態を改善させることができるからです。

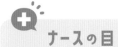

ナースの目

急性心不全に対する初期対応

　集中治療室入室後は全身状態の観察と検査・処置を同時進行かつ短時間で行い、救命と血行動態の早期改善に努めます。患者さんの状態をアセスメントし、緊急性を判断することや身体的苦痛、死への恐怖、処置への不安などの苦痛緩和に努めることが看護師に求められます。

≡ 急性心不全に対する薬物治療

　心不全は大きく急性心不全と慢性心不全に分類されます。もともと心不全を発症していない方が急激に心不全を発症した場合や慢性心不全が急激に増悪（再発）した場合を、急性心不全と呼びます。急性心不全が安定化した場合は慢性心不全に移行します。

　急性心不全は血行動態が不安定であり、場合によっては血圧が保持できず生命の危機にあるショック状態（心原性ショックと呼びます）に陥ることがあります。この場合は一般病棟ではなく集中治療室で管理され、血圧や心拍数などが持続的にモニターされます。心不全に対する薬物治療は大きく内服薬と静注薬とに分類されます。静注薬の方が内服薬よりも効果が早くて確実であるた

め、このような病態ではしばしば静注薬が好まれます。血圧や心拍数だけでなく中心静脈圧や心拍出量などの心内圧を評価するために、スワン・ガンツカテーテルが中心静脈内に留置されることもあります。

● 利尿薬

急性心不全においては血行動態が不安定でうっ血や低心拍出による症状や臓器障害を認めているため、これらをなるべく早く改善させるために治療を行います。うっ血のために全身や肺に体液の貯留を認める場合は、利尿薬を使って余分な体液を排出させます。一般的には、まずはフロセミドの静注を行って尿量が増加するかどうかを確認します。反応がある場合は1時間ほどで尿量の増加が確認されますが、反応がない場合は投与量を増やしてもう一度試みます。血圧の低下やカリウムが尿中に排泄されることによる低カリウム血症に注意が必要です。

フロセミドの静注が有効でない場合には、近年、バソプレシン受容体拮抗薬の静注薬（サムタス®）が使用できるようになりました。腎臓の集合管というところで自由水が再吸収されており、このはたらきを抑えることによって電解質の流出を認めることなく自由水のみ尿中に排出するはたらきがあります。フロセミドに抵抗性を示す腎機能障害を認める場合であっても、腎機能を比較的温存しつつも大量の尿量を確保できる利点があります。尿量を確保するためにハンプ®も併用されることがありますが、血圧の低下に注意が必要です。

● 強心薬

低心拍出状態を改善させるために、強心薬の持続静注が行われることもあります。スワン・ガンツカテーテルが留置されていれば、心係数が低い場合にこの治療が検討されますし、留置されていなくても血圧低下や臓器障害など低灌流が強く疑われる場合にはやはりこの治療が検討されます（図6）。速やかに効果が発現するものの投与をやめるとその効果が速やかに消失してしまうため、通常は中心静脈を確保して投与量を一定に保ち、持続的に静脈内に投与されます。

強心薬にはいくつかの種類があり、目的によって使い分けます（表1）。また、投与量によっても効果が変化する点も特徴的です。

用語解説

スワン・ガンツカテーテル

内頚静脈などの中心静脈にカテーテルを留置することで、持続的に心臓の中の圧力や血行動態をモニタリングするためのシステムです。

ナースの目

バイタルサインや血行動態のモニタリング

血行動態評価の指標として血圧やスワン・ガンツカテーテルの測定値（肺動脈圧、CVP、心拍出量、心係数）を経時的に捉え、平均動脈圧 > 65mmHgかつ乳酸値の上昇がないかを組織灌流の指標として、患者さんの自覚症状とあわせて評価します。

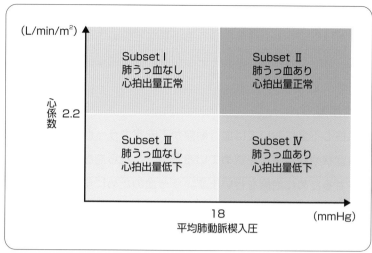

図6 フォレスター（Forrester）分類

スワン・ガンツカテーテルを用いて測定した心係数と肺動脈楔入圧の値から血行動態を4群に分類する（肺うっ血の有無と心拍出量の低下の有無を用いる）。

表1 強心薬の作用の違い

	収縮性	前負荷	後負荷	意義
ドパミン	↑	↑	↑	血圧を上げる
ドブタミン	↑	↑	↓	心筋収縮力を上げる
PDE阻害薬	↑	↓	↓	拡張末期圧（EDP）を下げ、心拍出量を上げる

種類によって、心臓の収縮力を上昇させたり、前負荷（肺うっ血）を増悪させてしまったり、後負荷（全身の血管の抵抗）を低下させたりするはたらきが異なる。

ナースの目

強心薬を使っている際の注意点

強心薬投与中は薬剤が確実に投与されているかを確認し、点滴交換の際にはプライミングを行い、バイタルサインの変動をきたさないように速やかに交換をします。投与中の不整脈の増加に加え、減量時では血圧・尿量低下や低灌流およびうっ血所見がないか注意深く観察することが重要になります。

高用量で用いる場合は頻脈や不整脈が起こりやすくなるため、一般的には低用量で投与します。よく使用されるのはドブタミンで、おもに心臓の収縮力を高めるはたらきがあります。ドパミンも併用されることがあり、こちらは心臓の収縮力を高めるとともに血圧を上昇させる効果もあります。

PDE III 阻害薬はこれらの強心薬と似たはたらきをしますが、肺血管を拡張させて心臓の負担を軽減する効果ももっています。

強心薬以外にも、ニトロ製剤など血管拡張薬によって、心臓に戻ってくる血流を減らしたり末梢の動脈を拡張させて心臓への負担を減らしたりする効果を狙うこともあります。病態は刻一刻と変化していくので、重要なことは、これらの薬を投与した後でその反応性を確認して、微調節する作業を繰り返していくことです。

≡ 慢性心不全に対する薬物治療

● 慢性心不全治療の考え方

　急性心不全が代償されて血行動態が安定しても、心不全が改善し完治することはありません。たとえ心不全の症状が安定化したとしても心機能は低下しており、慢性心不全に移行しています。したがって、今度は低下した心機能の改善や長期予後の改善を期待した薬物治療を行っていく必要があります。

　慢性心不全に対する薬物治療の歴史は、「心不全とは何か？」と問い続けてきた研究者たちの歴史でもありました（図7）。かつては、「心不全とは体液のうっ滞である」という考えのもとで、利尿薬がおもな治療薬でした。「心不全はポンプ不全である」という考え方がそのあとに主流となり強心薬が主役だった時期もありましたが、長期予後をむしろ悪化させるという臨床試験が次々に発表されてから、強心薬は漫然と長期投与しない方が良いと考えられるようになりました。現在は、「心不全とは神経体液性因子の活性化が原因である」と考えられており、この神経体液性因子が不必要に活性化している状態をブロックする薬剤が心不全治療薬の主流になっています。

● 神経体液性因子とは？

　生命の危機が訪れたと察知した時、生命には自分の生命を守るための緊急措置がとられます。生命の危機とは、例えば怪我をして大量の出血を認める場合を考えてみましょう。循環血液量が低

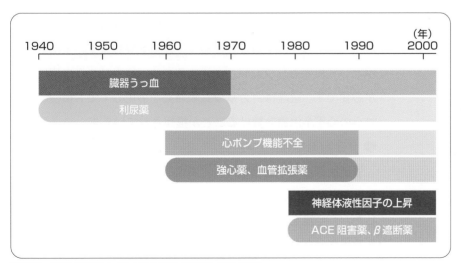

図7 慢性心不全に対する主要な薬物治療の変遷

下して血圧が下がってしまうため、これをなんとかしようと尿量が低下して、血管が収縮します。心臓は心拍数を増加させます。これらの作用は、活性化した神経体液性因子によって刺激されます。心不全の患者さんにおいて、体液がうっ滞しているために循環血液量は低下しており、からだは生命の危機的状態にあると誤解してしまいます。神経体液性因子が過剰に活性化され、血管が収縮して尿量が低下します。これによって末梢の循環不全や体液のうっ滞がむしろ助長されてしまいます。増加した心拍数は心臓の酸素消費量を不必要に増加させてしまい、心不全をさらに悪化させます。

　このように心不全の患者さんでは神経体液性因子が必要以上に活性化されてしまっているので、これをほどよく抑制する薬として、ACE 阻害薬、ARB やミネラルコルチコイド受容体拮抗薬が存在します。交感神経系を抑制して心臓を休ませる薬がβ遮断薬です。

●ACE 阻害薬・ARB・ARNI など

　心不全に対する薬物治療の要であり、異常に亢進した神経体液性因子を安定化させるはたらきがあります。腎臓を保護する作用も併せ持つため、心腎連関の観点からもぜひ積極的に使いたい治療薬です。特に心不全が重症であれば、ARB よりも ACE 阻害薬が推奨されます。近年は ACE 阻害薬の上位互換版として ARNI が登場しました。また同じく神経体液性因子を抑制するミネラルコルチコイド受容体拮抗薬も心不全治療薬として頻用されます。いずれの薬物も、使い始めの時期に一時的に腎機能が悪化したり血圧が低下したりすることがあり、注意を要します。また薬理作用として血清カリウム値が上昇するため、高カリウム血症に注意が必要です。近年は、カリウム吸着薬を併用してでも積極的にこれらの心不全治療を続けることが推奨されています。

● β遮断薬など

　β遮断薬も心不全治療において中心的な薬剤のひとつです。心機能を一時的に低下させてしまうために以前は禁忌とされていましたが、心臓を休ませる効果があるために長い目でみると心機能を改善させたり（これを逆リモデリングと呼びます）生命予後を改善させたりすることが数々の大規模臨床試験によって証明され

ています（図8）。はじめから高用量を使ってしまうと心不全を増悪させたり血圧低下や徐脈による副作用が強く表れたりするために、低用量から少しずつ増量していきます。

　近年は、血圧低下などの副作用を認めずに脈拍のみ低下させるイバブラジンという薬も使われるようになりました[4]。副作用によってβ遮断薬を十分に増量できない症例やβ遮断薬を十分量投与しても脈拍が早い症例に対してはこの薬剤を追加することによって生命予後のさらなる改善が期待できます。

● その他の新しい薬剤

　もともと糖尿病治療薬として開発された SGLT2 阻害薬のおもなはたらきは尿中への糖質の排出を増やして血糖値を低下させるものですが、利尿作用などの多面的なはたらきによって、糖尿病の有無にかかわらず心不全患者さんの生命予後を改善することが明らかになりました。尿路感染症のリスクがあるため、バルーン

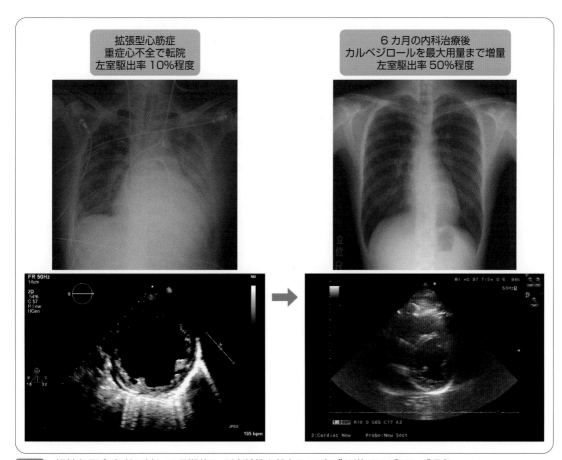

拡張型心筋症
重症心不全で転院
左室駆出率 10%程度

6 カ月の内科治療後
カルベジロールを最大用量まで増量
左室駆出率 50%程度

図8　慢性心不全患者に対して長期的にβ遮断薬を投与して生ずる逆リモデリング現象

を留置している患者さんや易感染性の患者さんに使う際は注意を要します。それ以外には比較的重症な心不全に使用するベルイシグアトや経口の強心薬などが挙げられます。

●利尿薬（トルバプタンを含めて）

多くの心不全は体液のうっ滞、すなわちうっ血を伴います。うっ血の存在は労作時息切れなどの症状を増悪させるために、利尿薬を用いて症状の緩和に努めることが心不全診療にとって必要不可欠です。一方で、利尿薬を必要以上に投与してしまうと、ナトリウム成分の尿中排出を促すことによって低ナトリウム血症が進行したり、腎血流が低下することによって腎機能障害や脱水症状を起こしたりすることがあります。

近年、従来の利尿薬とは異なる作用をもつバソプレシン受容体拮抗薬（トルバプタン）が盛んに使用されるようになりました[5]。原則として電解質を排出させずに自由水のみを尿中に排出させ、従来の利尿薬が効きにくい患者さんにおいても腎機能を比較的温存しながら強力な利尿効果が期待できます。

引用・参考文献

1) Tsutsui, H. et al., on behalf of the Japanese Circulation Society and the Japanese Heart Failure Society Joint Working Group. JCS/JHFS 2021 Guideline Focused Update on Diagnosis and Treatment of Acute and Chronic Heart Failure. Circ J. 85 (12), 2021, 2252-91.
2) Tsuchihashi-Makaya, M. et al.; JCARE-CARD Investigators. Characteristics and outcomes of hospitalized patients with heart failure and reduced vs preserved ejection fraction. Report from the Japanese Cardiac Registry of Heart Failure in Cardiology (JCARE-CARD). Circ J. 73 (10), 2009, 1893-900.
3) Umemura, S. et al. The Japanese Society of Hypertension Guidelines for the Management of Hypertension (JSH 2019). Hypertens Res. 42 (9), 2019, 1235-481.
4) Imamura, T. et al. Optimal Heart Rate Modulation Using Ivabradine. Int Heart J. 62 (4), 2021, 717-21.
5) Imamura, T. et al. Update of acute and long-term tolvaptan therapy. J Cardiol. 73 (2), 2019, 102-7.

（今村輝彦／宮下大史）

2 心不全の非薬物療法とは？

① 冠動脈ステント留置術・バイパス手術

心不全で最も多い原因疾患は何？

　虚血性心疾患とは、心臓を養う冠動脈が動脈硬化により狭窄もしくは閉塞して心筋への血流が低下した状態です。虚血性心疾患は心不全の原因のなかで最も多く、わが国では心不全の約3割に合併することが報告されています[1]。30〜40年前は心筋梗塞の急性期死亡率は20%と非常に高く[2]、生死に関わる病気でした。現在はカテーテル治療の進歩により院内死亡率は7%まで改善しています[3]。しかし、急性期に生存できた患者さんが、慢性期に心不全増悪で入退院を繰り返すことが問題となっています。

冠動脈疾患の病態

　心臓の血管は、右冠動脈、左前下行枝、左回旋枝の3本からなります（図1）。これらの血管が閉塞して心筋が壊死した状態が心筋梗塞です。心筋梗塞に至らなくても、高度狭窄により安静時から血流が低下すれば、心機能は低下します。心筋が完全に死んでしまうと冠動脈を治療しても心機能は改善しませんが、心筋が生きていれば、血行再建を行うことで心機能が改善する可能性があります。冠動脈の血流低下に対しては、抗血小板薬や血管拡張薬などの薬物治療も重要ですが、高度な狭窄では薬物治療の効果には限界があり、非薬物治療が重要となります。

冠動脈に対する非薬物治療

　冠動脈に対する非薬物治療としては、カテーテル治療と冠動脈バイパス治療があります。

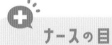

ナースの目

虚血性心疾患再発予防のためのコツ

　冠危険因子を患者さんと一緒に確認し、再発予防のためのポイント（禁煙、服薬など）を決めて対策を立てましょう。

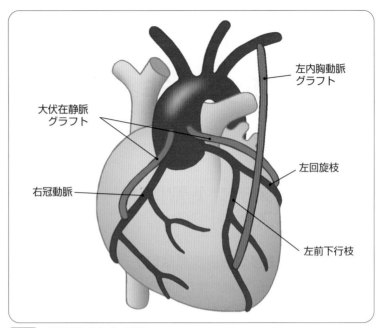

図1 冠動脈バイパス手術

大伏在静脈
グラフト

左内胸動脈
グラフト

左回旋枝

右冠動脈

左前下行枝

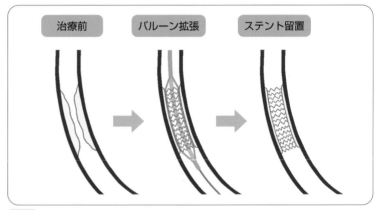

治療前　　バルーン拡張　　ステント留置

図2 冠動脈ステント留置術

ナースの目

冠動脈疾患を合併した
心不全患者さんの教育
のポイントは？

　治療後に自覚症状が改善
すると「病気が治った」と
勘違いしてしまう患者さん
がいます。再発による心不
全増悪予防のため、退院後
も内服や症状のモニタリン
グ、食事や運動など病気と
上手く付き合っていく方法
を患者さんと一緒に考えま
しょう。

● カテーテル治療（図2）

　カテーテル治療は手首（橈骨動脈）もしくは足の付け根（大腿
動脈）から局所麻酔でカテーテルを挿入して、狭くなった冠動脈
をバルーンで拡げる、もしくはステントという金具を入れる治療
です。カテーテル治療のメリットは手術と比べ、患者さんへの負
担が少ないことにあります。しかし、以前はステント治療をして
も半年ほどするとステント内の再狭窄により再治療が必要でした
（約30%）。その原因として、ステントを入れる時に起こる血管
細胞の損傷が刺激となり、過剰な細胞増殖が起こり狭窄をきたす

と考えられています。現在は、ステントの表面に細胞の増殖を抑制する薬剤を塗った、薬剤溶出ステントを用いることで再狭窄は10％未満となり、再治療が必要となることは少なくなりました。しかし、カテーテル治療にも問題が残っています。ステントを入れた直後は金具がむきだしの状態のため、ステント内に血栓を形成するリスクがあります。時間とともに細胞が修復されステントは内皮に覆われ、血栓形成のリスクは低くなりますが、それまではステントの血栓性閉塞の予防のため、抗血小板薬（アスピリンとクロピドグレル、もしくはプラスグレル）の２剤を飲んでもらう必要があります。抗血小板薬の飲み忘れや自己中断は、心筋梗塞を起こすリスクとなるので注意が必要です。

● 冠動脈バイパス手術（図1）

　冠動脈の狭窄が複数ある場合や、左主幹部の狭窄、カテーテルでの治療が難しい冠動脈の形態の場合は、冠動脈バイパス手術の適応となります。狭窄より末梢の血管にバイパスの血管をつなげることで、血液の流れを改善させる治療です。バイパスに使う血管には、胸骨の裏を走る内胸動脈や前腕の橈骨動脈、脚にある大伏在静脈などを用います。カテーテル治療に比べると体への負担が大きい治療ですが、冠動脈の病変形態が複雑な症例ほど、カテーテル治療では再治療や心血管イベントの発生率が増えるため、長い目で見た場合にカテーテル治療よりもバイパス手術のほうが治療成績に優れている場合があります。個々の患者さんの病状に応じて、どちらの治療が望ましいかを検討する必要があります。

② 心房細動のアブレーション（肺静脈隔離術）

心不全に多い心房細動

　心房細動とは、心房で生じた異常な電気的興奮により起こる不整脈です。細動というように、心房はけいれんしたように不規則に震え、脈が不規則に速くなります。心不全の患者さんでは、約４割に合併することが報告されています[1]。心房細動というと、脳梗塞のイメージが強いかと思います。しかしながら、心房細動を合併した患者さんの死亡原因の最多は心不全です。脳梗塞によ

ナースの目

服薬支援はどうするの？

　内服中断は心筋梗塞の再発に繋がるため、内服の継続が重要であることを伝えましょう。患者さんに合わせて一包化や服薬カレンダーの使用、他者の服薬確認など、内服が継続できる支援を医師、薬剤師と協力し検討しましょう。

る死亡は1割に対して、心不全は3割に及ぶことが知られています[4]。

心房細動を合併するとなぜ悪い？

心房細動を合併すると、①心房の収縮がなくなること、②心拍が不規則で速くなることで、十分な心室の拡張時間が得られないために、心房から心室への血液の流入が障害され、心房内で血液がうっ滞するため、肺うっ血が生じます。また、うっ滞により血栓ができやすくなり、脳梗塞などの塞栓症のリスクとなります。特に心不全を合併すると塞栓のリスクが高くなることが知られており、心房細動を合併した心不全では、心臓と脳の両方を守らなければいけません。

肺静脈隔離術とは？

近年、薬剤によるコントロールが難しい心房細動を有する患者さんに対して、肺静脈隔離術（pulmonary vein isolation）というカテーテルアブレーションが広く行われています。心房細動の原因となる異常な電気的興奮の起源は肺静脈にあります（図3）。カテーテルを用いて、肺静脈の壁に焼灼を行うことで、肺静脈から心房に向かう異常信号の道を遮断し、心房細動を止める治療です。以前は、カテーテル先端から高周波エネルギーを通電して焼く治療を行っていましたが、最近はクライオバルーンアブレーシ

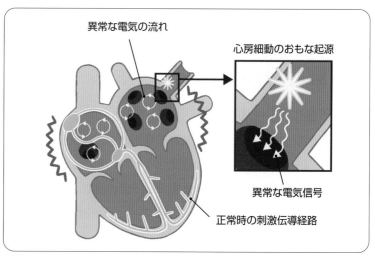

異常な電気の流れ

心房細動のおもな起源

異常な電気信号

正常時の刺激伝導経路

図3 心房細動の発生機序

ョンという新しいデバイスが用いられるようになっています
（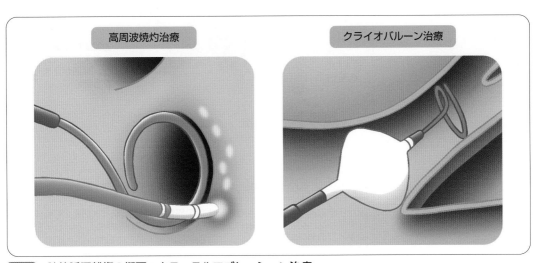）。クライオバルーンは、亜酸化窒素ガスを使用してバル
ーンで冷凍焼灼する治療です。従来の高周波焼灼術でのカテーテ
ルでは点状に何カ所も焼く必要があったのが、バルーンを肺静脈
入口部に当て一度に焼くことができるため、手技時間が大幅に短
縮できます。

　近年は手技の確立や道具の進歩で合併症は減る傾向にあります
が、少なからず問題となる合併症があります。代表的なものとし
ては、脳卒中、心タンポナーデ、肺静脈狭窄、横隔膜神経麻痺な
どがあります。また、大変まれですが、重大な合併症に左房‐食
道瘻があります。

≡ カテーテルアブレーションの心不全における有用性

　近年、肺静脈隔離術の治療は心不全の患者さんにも適応が拡大
されています。CASTLE-AF 試験によると、左室駆出率が 35％
以下の収縮能が低下した、心房細動を合併した心不全の患者さん
に対して、薬物治療を行うグループとカテーテルアブレーション
を行うグループでその後の経過を比較したところ、カテーテルア
ブレーションを行った患者さんのほうが、死亡または心不全悪化
による入院が少ないことが報告されています[5]。肺静脈隔離術は、
心房細動を合併した心不全患者さんの予後を改善する可能性のあ
る治療として、有用性が期待されています。

| 高周波焼灼治療 | クライオバルーン治療 |

図4 肺静脈隔離術の概要：カテーテルアブレーション治療

❸ 陽圧呼吸療法

睡眠時無呼吸とは？

　睡眠時無呼吸は、寝ている間に呼吸が止まる、または浅くなる病態です。睡眠中に10秒以上息が止まっている状態を無呼吸、呼吸は止まらないものの浅くなり、低酸素や覚醒が起こる状態を低呼吸といいます。無呼吸低呼吸指数（AHI）が5以上（無呼吸ないし低呼吸が1時間あたり5回以上）を睡眠時無呼吸症候群（SAS）と定義し、AHI 30以上を重症の睡眠時無呼吸と診断します。

　睡眠時無呼吸には 図5 に示すように、上気道の閉塞による、閉塞性睡眠時無呼吸（OSA）と呼吸中枢の異常による中枢性睡眠時無呼吸（CSA）の2種類があります。健常者ではOSAが多いのに対して、心不全ではOSAならびにCSAを合併することが多いことが、報告されています。

睡眠時無呼吸が心不全の発症・進展に及ぼす影響

　OSAは無呼吸に伴う低酸素により、交感神経の緊張を高めて

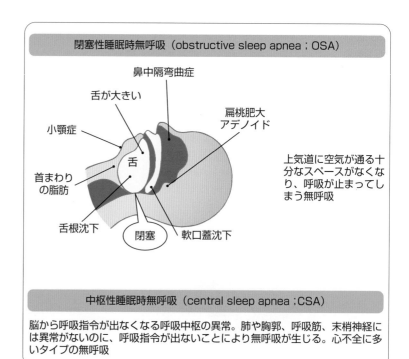

図5　閉塞性睡眠時無呼吸と中枢性睡眠時無呼吸の違い

血圧を上昇させるほか、炎症性サイトカインの上昇、胸腔内圧の陰性化による心臓壁への負荷などが関与し、心不全の発症に寄与します。

一方、CSA は心不全の結果として生じる無呼吸です。肺うっ血による低酸素に対して過呼吸となり、血液中の炭酸ガス濃度が低下します。中枢・末梢の化学受容器がこれを感知して呼吸抑制が働きますが、心不全では交感神経の過剰な緊張のため、過剰に呼吸抑制が生じます。無呼吸がさらに交感神経の緊張を高める結果、悪循環が生じて心不全の進展、悪化に関与します[6]。

陽圧呼吸療法とは？（図6）

陽圧呼吸療法とは、鼻マスクを介して気道内に陽圧をかけて、気道の閉塞を防ぐことで無呼吸を取り除く治療です。陽圧呼吸療法には、持続的陽圧呼吸（continuous positive airway pressure；CPAP）と適応補助換気（adaptive servo-ventilation；ASV）があります。

CPAP は一定の圧を常時かけるのに対して、ASV は呼吸に合わせて吸気、呼気で機械が自動に圧を調節します。CPAP に比べ ASV のほうが患者さんの忍容性が高く、中枢性の無呼吸に対して有効です。CPAP に忍容性がない場合は ASV が選択されます。

ナースの目

睡眠時無呼吸を見抜く問診のポイントは？

日中の眠気や就寝時のいびきの有無を、患者さんおよび家族に確認しましょう。夜勤中に患者さんの無呼吸を発見した場合は医師に報告し、精査が必要か検討しましょう。

ナースの目

陽圧呼吸療法が必要な心不全患者さんへのサポートのポイントは？

患者さんが感じているマスク装着による不快感を明確にし、装着できない場合は臨床検査技師と協力して装着時間が増やせる工夫を検討しましょう。

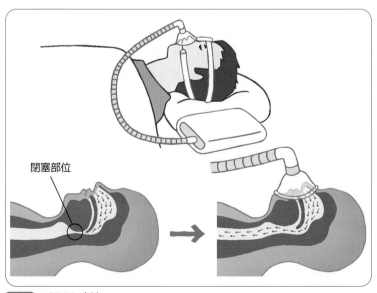

閉塞部位

図6 CPAP 療法

≡ CPAP と ASV の効果は？

　OSA、ならびに CSA を合併した心不全では、CPAP による治療は日中の眠気などの症状の改善に加え、心機能の改善効果が期待されることが報告されています。しかし、予後改善に有効かどうかはまだ結論は出ていません。

　一方、CSA に対してより効果が期待される ASV による治療は、CSA を合併した心不全では予想に反して死亡率が増えたという報告[7]と、死亡率に差がなかったという報告[8]があります。したがって、現在のところ CSA を合併した心不全への ASV の使用は慎重な対応が必要と考えられています[6]。

≡ やりっぱなしにしない

　CPAP にしても ASV にしても導入した後、漫然と使うことはよくありません。この治療を継続するには患者さんが不快に感じないように、マスクのフィッティングの調節、ならびに圧の調節が必要となります。そして治療効果を判定し、AHI の改善が得られない患者さん（non responder）に対して漫然と使用することは、前述の心拍出量の低下などの副作用を誘発し、有害となる可能性があるので、継続するかどうかの見極めが必要です。

④ 心臓再同期療法（CRT）

≡ 左脚ブロックとは？ なぜ問題？

　健康な心臓では、心臓の血液を送り出す部屋である左右の心室はほぼ同時に収縮します。心臓の電気信号は、心臓内にはりめぐらされた電気の回路である刺激伝導路を伝わっていきます。 図7 に示すように、洞結節で刺激が起こり、房室結節、ヒス束、脚、プルキンエ線維と伝わって、心室に至ります。この脚のうち左脚が障害された場合を左脚ブロック、右脚が障害された場合を右脚ブロックとよびます。心電図でみると 図7 のように心室の電気信号を反映する QRS の幅が広くなります。脚ブロックが生じると左室と右室の収縮にずれが生じます（心室間同期障害）。さらに左脚ブロックでは、中隔と左室側壁との収縮にもずれが生じるため（心室内同期障害）、左室の動きがいびつになり左室の

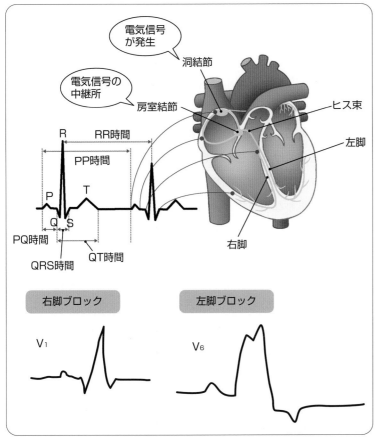

図7 心臓内の電気信号の流れとそれに対応する心電図波形

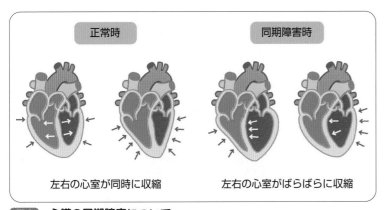

図8 心臓の同期障害について

働きが低下します（**図8**）。左脚ブロックはもともと心臓に何らかの障害があり心臓の働きが低下している人に合併することが多いので、もともと心臓の動きが悪いところに、さらに心機能の低下をきたすため血液を十分送り出せなくなって心不全の増悪をきたします。左脚ブロックの合併は心不全の予後不良因子のひとつ

です。

CRT とは？

心臓再同期療法（cardiac resynchronization therapy；CRT）は、心臓内の収縮のタイミングのずれを補正する心不全専用のペースメーカを用いた治療です。電気信号のずれを補正することで、ポンプ機能を助けることができます。

通常のペースメーカと同様、ペースメーカ本体、リードの植込み手術が必要となりますが、右心房、右心室に加えて、左室のペーシングを行うために冠状静脈内にもリードが留置されます（図9）。

心不全の患者さんは、致死性の不整脈により突然死することがあります。致死性の不整脈の危険因子をもった患者さんには、植込み型電気的除細動（ICD）の機能がついた CRT-D を適応することによって、突然死を予防することが可能です。

CRTって効いている？

CRT は心機能の改善だけでなく、運動能力の改善や生命予後の改善に有効であることが、複数の臨床試験で報告されています。これまでに行われた試験の多くが NYHA Ⅲ～Ⅳを対象とした試験でしたが、最近では、より軽症の患者さん（NYHA Ⅱ）を対象とした試験も行われ有効性が示されています[7]。

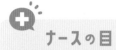
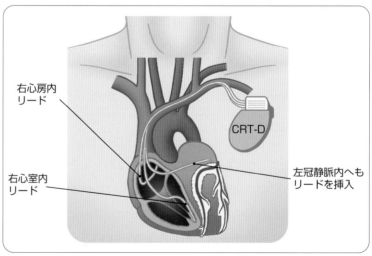

右心房内
リード

CRT-D

右心室内
リード

左冠静脈内へも
リードを挿入

図9 CRT-D システム

しかしながら、CRT による治療を行っても、3 割程度の患者さんが治療に反応しない（non-responder）ことも知られています。心電図や心エコー検査を参考に、CRT の治療適応を検討しますが、現在のところ治療が有効な responder と無効な non-responder を見分ける方法はありません。Non-responder の要因としては、左室ペーシングリードが治療に最適な部位に解剖学的に留置困難な場合などが、知られています。したがって、CRT の適応は慎重に決める必要があります[7]。

❺ カテーテルによる弁膜症治療

☰ 大動脈弁狭窄症の予後と頻度

　大動脈弁狭窄症（aortic stenosis；AS）とは、大動脈弁の開きが悪くなり、血液の流れが妨げられてしまう疾患です。病状が進むと動悸や息切れ、疲れやすさなどの心不全症状が現れ、重症になると失神や突然死に至る可能性もあります。

　AS の原因には、加齢性、リウマチ熱、先天的要因のおもに 3 つが挙げられます。以前はリウマチ熱によるものが多くみられましたが、リウマチ熱に対する治療が確立されたため、最近では加齢性が最も多い原因であるといわれています。人口の高齢化に伴い、大動脈弁狭窄症による心不全は増えており、高齢化が進むわが国においても例外ではありません。

　胸痛や失神、心不全などの重い症状が現れた重症の AS の患者さんの予後は悪く、平均余命は 2～3 年と言われています[9]。薬物治療は無効であり、唯一の根本的な治療は手術です。しかし、AS の患者さんは高齢で、さまざまな併存症を有していることが多く、心臓手術を行うことが困難な場合も少なくありません。

☰ TAVI の方法について

　近年、高齢で手術リスクが高い患者さんに対して、経カテーテル的大動脈弁留置術（transcatheter aortic valve implantation；TAVI）が行われるようになりました。TAVI は従来の手術に比べ、開胸せず心臓を止めずにできるので、患者さんの体への負担が少なく、入院期間が短いのが特徴です。従来の開胸手術では手術リ

スクが高い、もしくは手術困難な患者さんでも治療ができるようになりました。

　TAVI の方法には、2 通りのアプローチがあります。通常は脚の付け根の鼠径部からカテーテルを挿入しますが、脚の血管が動脈硬化でカテーテルを挿入することが難しい場合は、鎖骨下動脈や、肋骨の間を小さく切開し、心臓の心尖部からカテーテルを挿入する経心尖部アプローチを行います。図10 に示すように、カテーテルを上行大動脈にまで進め、冠動脈治療に使うステントと同じように、折りたたんだ人工弁を大動脈弁の位置にもっていき、バルーンを膨らませて人工弁を広げて留置します。

≡ TAVI の効果

　TAVI は開心術と比べて、まだ歴史が浅く、留置した人工弁がどの程度もつかは、まだ十分にはわかっていません。また、解剖学的に石灰化が強い症例では、留置した弁と弁輪部の間にすきまが生じ、そこから大動脈弁逆流（弁周囲逆流）が生じることで、新たに心不全増悪の原因となります。したがって手術リスクが高くない患者さんでは、治療方法として確立されている開心術が適応となります。しかし、カテーテルの手技やデバイスの進歩により年々TAVI の治療成績は向上しており、カテーテル治療に適した病変であれば開胸手術が可能な症例にも適応が拡大されています。

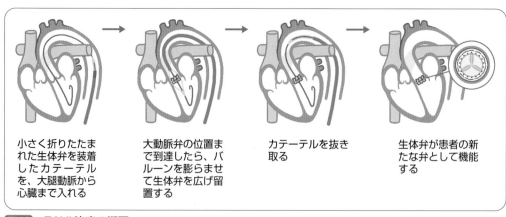

図10　TAVI 治療の概要

❻ 経皮的僧帽弁接合不全修復システム MitraClip™

僧帽弁閉鎖不全症の予後・頻度

僧帽弁閉鎖不全症は（mitral regurgitation；MR）、AS について2番目に頻度が高い弁膜症です。MR には、器質的な弁の機能障害による器質的 MR と、左室機能障害に引き続いて認められる機能性 MR の2つに分けられます（図11）。機能性 MR は弁自体に異常はなく、左室の拡大に伴い腱索が僧帽弁を引っ張る（テザリング）ことで僧帽弁の接合が悪くなり生じる MR です。重度の MR を合併した患者さんの予後は悪く、薬物治療のみで経過をみた場合5年生存率は58％と報告されています[10]。しかし、手術が必要と考えられても、高齢、低心機能、併存する合併症などを理由に手術が行われないことが多々あります。

MitraClip™ の方法について

手術リスクが高い患者さんに対して、低侵襲なカテーテル治療である、経皮的僧帽弁接合不全修復システム MitraClip™ を用いた治療が2018年からわが国でも保険適応で認められました。MitraClip™ システムは、大腿静脈からカテーテルを挿入して、心房中隔を介してデバイスを左房に運び、僧帽弁前尖と後尖の接

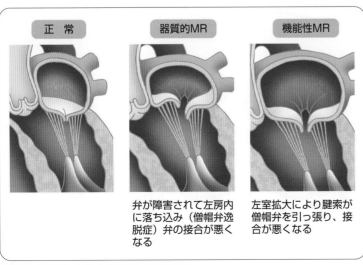

正常　器質的MR　機能性MR

弁が障害されて左房内に落ち込み（僧帽弁逸脱症）弁の接合が悪くなる

左室拡大により腱索が僧帽弁を引っ張り、接合が悪くなる

図11　器質的 MR と機能性 MR の違い

合が悪いすきまをクリップで閉じることで、僧帽弁逆流を減少させる治療です（図12）。

MitraClip™ の効果

　MitraClip™ は従来の手術と比べ低侵襲であることが利点ですが、治療後の MR の残存率や再治療率は手術に比べ劣るので、現在のところ手術にとってかわる治療とはいえません。したがって、手術リスクが高い患者さんに限定して適応を検討する必要があります。MitraClip™ の有効性を検証した EVEREST II 試験のサブグループ解析では、高齢者（70 歳以上）、機能性僧帽弁逆流、左室駆出率が低下（EF < 60%）した患者さんでは、従来の手術と比べ治療効果に差がない傾向が示されています [11]。ヨーロッパにおける承認後追跡調査によると、実地臨床で MitraClip™ が行われている症例は、高齢者（平均年齢 74 歳）、機能性僧帽弁逆流が大多数（77%）で、平均のロジスティック EuroSCORE による手術死亡リスクが平均 23% と非常にリスクが高い患者さんが対象となっていることが報告されています [12]。

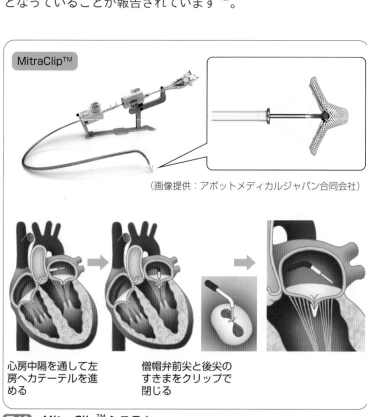

MitraClip™

（画像提供：アボットメディカルジャパン合同会社）

心房中隔を通して左房へカテーテルを進める

僧帽弁前尖と後尖のすきまをクリップで閉じる

図12 MitraClip™ システム

機能性 MR に対する効果

　機能性 MR を合併した心不全は、低心機能のため手術リスクが高く、従来の開心術による治療介入の有効性は確立されていません。かわりに、低侵襲な治療である MitraClip™ の有効性が期待されています。機能性 MR を合併した低心機能の心不全患者さんに対して MitraClip™ の有用性を前向きに検討した試験が 2018 年に 2 つ報告されました。1 つは、MITRA-FR 試験で、残念ながらこの試験では薬物治療に比べて MitraClip™ の有用性は証明されませんでした[13]。ただし、登録された患者選択に問題があった可能性が指摘されています。もう 1 つの COAPT 試験では MITRA-FR 試験とは逆の結果で、機能性 MR に対して MitraClip™ は薬物治療よりも予後の改善に有効なことが報告されています[11]。

　このように試験により一致した結果が得られていないため、現時点では MitraClip™ の機能性 MR への有用性は確立されていませんが、一律の介入は無効であり、個々の症例で慎重に検討して、本当に恩恵が得られる患者さんを選択することが重要になると考えられます。

❼ 植込み型人工心臓・心臓移植

　心不全の治療は進歩しましたが、末期の心不全で苦しんでいる患者さんはたくさんいます。予後不良な疾患といえばがんを思い浮かべると思いますが、心不全の 5 年生存率はがんと同じぐらい悪いことが知られています[14]。しかし、がんと違い心不全では終末期から回復する方法があります。それが心臓移植です。

心臓移植の適応は？

　心臓移植の適応となるのは、十分な薬物治療・非薬物治療にもかかわらず、重度の心不全症状がある患者さんです。具体的には、カテコラミンやメカニカルサポートによる補助が必要な患者さん、日常生活の軽労作でも心不全症状があり、入退院を繰り返している患者さんが対象となります。心臓移植を受けるには移植実施施設、日本循環器学会で審査を受けて移植の適応を検討します。移

ナースの目

心臓移植や Destination Therapy が検討される患者さんの支援

　今後の治療方法の情報提供や、患者さんと家族の目標や治療内容の理解度、生活や社会背景を治療経過に合わせて確認し、多職種チームで情報共有、支援を行いましょう。

植登録の条件は、年齢が65歳未満で心臓以外の臓器に問題がないこと、患者さんの理解力、自己管理能力、患者さんを支える家族のサポート力などが厳格に審査されます。

わが国の心臓移植の現状

2010年に臓器移植法案が改正されるまでは、わが国の心臓移植件数は年間10例に満たない状況でしたが、現在は年間50例程度行われるようになりました（図13）[15]。心臓移植の成績は、海外では10年生存率が約50%程度に対して、わが国では約90%と非常に良好です[15]。ただし、移植後は拒絶反応や免疫抑制薬による感染のリスク、晩期にがんの発生、冠動脈疾患のリスクがあり、決してバラ色の人生とはいえません。しかし、いつ死ぬかもしれない恐怖におびえ、厳しい制限下で生活を送らなければならない状況と比べると、患者さんの生活の質を高める治療と考えられます。

心臓移植の件数は昔と比べて増えたといっても、臓器提供者は移植を必要とする患者さんの需要に追いついていません。移植登録から移植までにかかる待機期間は、現在4〜5年で[15]、移植待機の患者さんの大多数は、植込み型左室補助人工心臓（left ventricular assist device；LVAD）を入れて待機する必要があります。

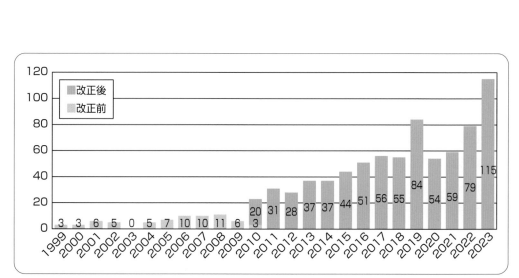

図13 日本の心臓移植件数の推移（2023年12月31日現在）

（文献15より）

≡ LVAD とは？

　LVAD は 図14 に示すように、手のひら大のポンプを用いて、左室の働きを補助する装置です。心尖部に脱血管を挿入して血液を吸い出し、上行大動脈に送血管を吻合して、全身に血液を送るのを助けます。ポンプ本体は胸郭に植え込み、ポンプにつながったケーブルを腹部から体外の駆動装置のコントローラーに接続します。バッテリーによる電力供給で6〜10 時間使用可能であり、その間自由に活動することができます。これまでは、移植待機の患者さんは移植の順番が回ってくるまで入院での待機を必要としていましたが、LVAD により自宅での待機が可能となっています。バッテリーの駆動時間の範囲で自由に活動ができ、場合によっては小旅行も可能です。ただし、欠点として、感染のリスクやポンプ内の血栓形成による塞栓症、逆に抗凝固療法に伴う出血性合併症が問題となります。

≡ Destination Therapy

　わが国における LVAD の保険適応は、移植までのつなぎの治療（bridge therapy；BT）のため移植登録が前提でした。しかし、病状的には移植を要する患者さんでも、心臓以外の臓器障害（腎

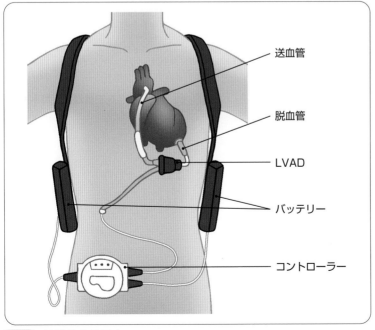

送血管

脱血管

LVAD

バッテリー

コントローラー

図14　LVAD システム

機能障害や肺高血圧症など）の進行のため移植基準を満たさず、登録ができない患者さんはたくさんいます。このような患者さんに対して、Destination Therapy（DT）という移植の代替治療として、LVAD を装着した状態でそのまま人生を全うするという考え方も広まっています。日本でも DT が保険償還され一部の施設で開始されています。

引用・参考文献

1) Hidenori Yaku, et al. Demographics, Management, and In-Hospital Outcome of Hospitalized Acute Heart Failure Syndrome Patients in Contemporary Real Clinical Practice in Japan - Observations From the Prospective, Multicenter Kyoto Congestive Heart Failure (KCHF) Registry. Circ J. 82(11), 2018, 2811-9.
2) Kiyotaka Hao, et al. Urbanization, life style changes and the incidence/in-hospital mortality of acute myocardial infarction in Japan: report from the MIYAGI-AMI Registry Study. Circ J. 76(5), 2012, 1136-44.
3) 日本循環器学会. 急性冠症候群ガイドライン（2018 年改訂版）. https://www.j-circ.or.jp/cms/wp-content/uploads/2018/11/JCS2018_kimura.pdf（2023 年 12 月閲覧）
4) Healey, JS. et al. Occurrence of death and stroke in patients in 47 countries 1 year after presenting with atrial fibrillation : a cohort study. Lancet. 388, 2016, 1161-9.
5) Marrouche, NF. et al. Catheter Ablation for Atrial Fibrillation with Heart Failure. N Engl J Med. 379, 2018, 492.
6) 日本循環器学会. 2023 年改訂版循環器領域における睡眠呼吸障害の診断・治療に関するガイドライン. https://www.j-circ.or.jp/cms/wp-content/uploads/2023/03/JCS2023_kasai.pdf（2023 年 12 月閲覧）
7) 日本循環器学会／日本心不全学会. 急性・慢性心不全診療ガイドライン（2017 年改訂版）. http://www.j-circ.or.jp/guideline/pdf/JCS2017_tsutsui_h.pdf（2023 年 12 月閲覧）
8) T Douglas Bradley, et al. Adaptive servo-ventilation for sleep-disordered breathing in patients with heart failure with reduced ejection fraction (ADVENT-HF): a multicentre, multinational, parallel-group, open-label, phase 3 randomised controlled trial. Lancet Respir Med. 2023, S2213-2600(23)00374-0.
9) J Ross Jr, et al. Aortic stenosis. Circulation. 38(1 Suppl), 1968, 61-7.
10) Enriquez-Sarano, M. et al. Quantitative determinants of the outcome of asymptomatic mitral regurgitation. N Engl J Med. 352, 2015, 875-83.
11) Feldman , T. et al. Percutaneous repair or surgery for mitral regurgitation. N Engl J Med. 364, 2011, 1395-406.
12) Maisano, F. et al. Percutaneous mitral valve interventions in the real world: early and 1-year results from the ACCESS-EU, a prospective, multicenter, nonrandomized post-approval study of the MitraClip therapy in Europe. J Am Coll Cardiol. 62, 2013, 1052-61.
13) Obadia, JF. et al. Percutaneous Repair or Medical Treatment for Secondary Mitral Regurgitation. N Engl J Med. 379, 2018, 2297-306.
14) Mamas, MA. et al. "Do patients have worse outcomes in heart failure than in cancer?", A primary care-based cohort study with 10-year follow-up in Scotland. Eur J Heart Fail. 19, 2017, 1095-104.
15) 日本心臓移植研究会. 心臓移植の現状（2023.12.31 現在）. http://www.jsht.jp/registry/japan/（2023 年 12 月閲覧）

（衣笠良治／万場みどり）

第 IV 章

管理についての
キホン

1 ナースが知っておくべき 心臓リハビリテーションとは？

1 なぜ心不全に心臓リハビリテーションが必要なのか？

そもそも心臓リハビリテーションって何？

　心臓リハビリテーションとは、心血管疾患を有する患者さんの身体的・心理的・社会的・職業的状態を改善し、基礎にある動脈硬化や心不全の病態の進行を抑制あるいは軽減し、再発・再入院・死亡を減少させ、快適で活動的な生活を実現することをめざして、個々の患者さんの「医学的評価・運動処方に基づく運動療法・冠危険因子是正・患者教育およびカウンセリング・最適薬物治療」を多職種チームが協調して実践する長期にわたる多面的・包括的プログラムを指します。

心臓リハビリテーションは運動療法と同じ？

　上記の通り、心臓リハビリテーションは運動療法だけではなくてもう少し広い概念を含んでおり、心臓リハビリテーション≠運動療法です。

心臓リハビリテーションの歴史の変遷

　欧米では1960年代に急性心筋梗塞の患者さんに対する入院中の心臓リハビリテーションが始まりましたが、当時の目的は、長期安静臥床により生じた身体デコンディショニング（運動耐容能低下・心拍血圧調節異常・骨格筋廃用性萎縮・骨粗鬆症などの身体機能調節障害）を是正し、運動耐容能を向上させ、退院・社会復帰を早めることであり、心臓リハビリテーションは「早期離床と社会復帰をめざす機能回復訓練」でした。しかしその後、虚血性心疾患や慢性心不全患者さんを対象として退院後に外来で実施

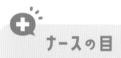

ナースの目

患者指導の際にどのようなことを意識している？

　心臓リハビリテーションでは、「運動して体を鍛えることが目的ではない」という本来の意味を患者さんと共通理解することが必要です。その上で疾患理解を促し、患者さんに適した生活管理ができるようにアプローチ方法を選択しています。　　　（井上千晴）

される包括的心臓リハビリテーションプログラムが、運動耐容能のみならず冠危険因子・生活の質（QOL）・長期予後を改善する効果を有することが明らかにされ、心臓リハビリテーションの概念が「QOLと長期予後の改善をめざす疾病管理プログラム」あるいは「循環器病予防介入」へと大きく変化しました。さらに、近年の心疾患の患者さんにおいては、糖尿病・慢性腎臓病・認知症など複数の併存症や、フレイルの合併、安静による廃用症候群の進行、退院後の管理不十分による再入院の増加などが問題となっており、退院後における身体活動能力の維持・向上をめざす積極的かつ包括的な疾病管理プログラムがますます重要視されています（ 図1 ）[1, 2]（ 図2 ）[1, 3]。

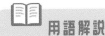

用語解説

フレイル

「fraility（虚弱）」の和訳で、「高齢期に生理的予備能が低下することでストレスに対する脆弱性が亢進し、生活機能障害、要介護状態、死亡などの転帰に陥りやすい状態」のことで、2014年に日本老年医学会により定義されました。

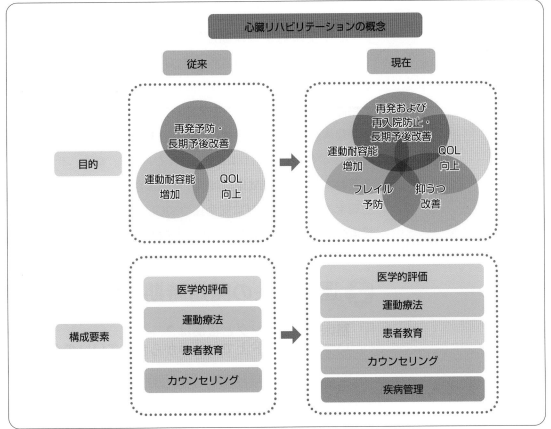

図1 　**心臓リハビリテーションの概念・構成要素の変化**　　　　　　　　　　（文献1、2を参考に作成）
近年、心リハの構成要素として「疾病管理」、目的としては「再入院防止・フレイル予防・抑うつ改善」が追加された。

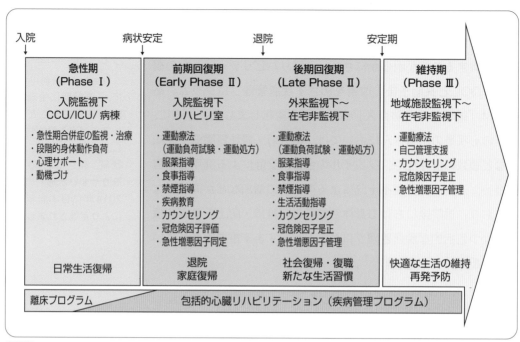

図2 包括的心臓リハビリテーションの時間軸　　　　　　　　　　（文献 1、3 を参考に作成）

≡ 心不全に対する運動療法には効果があるのか？

　運動療法により運動耐容能（体力）が改善することが知られていますが、心臓への効果よりも末梢への効果（全身の筋肉や血管の機能）のほうが大きいと考えられています。さらに、呼吸機能や神経体液性因子（自律神経機能など）、不安、抑うつを軽減し、QOL を改善することはほぼ確立されています。慢性心不全に対する運動療法の臨床的効果は以前から認識されていましたが、その生理学的機序、ならびに安全性や QOL、生命予後、および医療経済的効果について明らかになったのは比較的最近です（**図3**）。

② 運動療法の開始時期と早期離床

≡ 離床のタイミングと根拠は？
　いつまでベッド上で、いつから歩いていいのか？

　心不全に対する運動療法は、可能な限り早期から開始することが重要です。しかし、運動療法を積極的に行うためには心不全が「代償されている」ことが必要です。通常、入院を必要とする心不全では、安静時や軽労作で息切れや喘鳴を伴うような状態であ

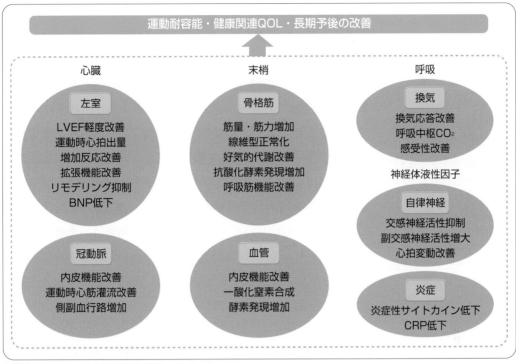

図3 心不全に対する運動療法の効果

ることが多く、酸素投与や点滴治療が必要となります。この状態を非代償性心不全といい、循環動態が不安定である状況を指しています。この状況で運動療法を行うと心不全のみならず、全身の状態が悪化してしまう危険性があります。つまり、離床を開始するタイミングは、循環動態が安定し心不全による自覚症状も改善した「代償化した」状態となった時です。心不全は症候群であることから、病態や症状、治療薬も症例によって異なります。そのため、「代償化」しているかどうかを判断する定まった基準はありません。ただし、おおよその目安は存在します。最もわかりやすい判断基準は、

・高用量の酸素投与を行っていないこと

・昇圧薬や強心薬の点滴を使用していないこと

です。ただし、在宅酸素を使用している場合や、強心薬投与を長期にわたって行っている場合など、上記の治療を行っていても運動療法を行うこともあります。それは心臓リハビリテーションを行う目的が、安静によって生じてしまう「身体機能低下」や「認知機能低下」を予防するためでもあるからです。つまり、臥床期

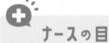
ナースの目

離床を開始した直後にどのようなことに気をつけている？

　離床直後は自覚症状や心電図の変化がないか注意します。中にはVTの既往やカテコラミン投与下で運動療法をする患者さんもいるため、状態が変化した時に対応できるようスタッフ同士で情報共有しシミュレーションをしています。

（嶋田 巧）

間が短期間であれば、心不全が代償化されるタイミングが離床の
タイミングとなりますが、長期間となる場合には、離床は行わな
くても心臓リハビリテーションによる介入を行うことが重要とな
ります。また、運動療法を行ってはいけない基準も定められてい
ます[1]。 **表1** [1] の基準は絶対的禁忌事項であり、基準に近い状
態である場合には、担当医師や理学療法士と患者さんの全身状態
を確認しながら早期に離床を開始することが重要です。入院期の
心臓リハビリテーションにおける歩行開始の時期に関しては、聖
マリアンナ医科大学病院ではプログラム（**表2**）を設けて判断
しています。心臓リハビリテーションの開始後は、患者さんの安
静度をステージで分けて設定しています。当院の基準では、ステ
ージ I をクリアできれば歩行を開始し、その後さらにステージが
進めば歩行距離を延長していきます。

≡ 早期離床・リハビリテーション加算について

早期離床に関わる内容として、平成 30 年の診療報酬改定によ

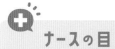

ナースの目

PT（理学療法士）のいない休日の運動療法をどのように行っている？

PT の指示に沿って看護師が運動療法を行います。誰もが対応できるように病棟で情報を共有しています。また、休日入院の患者さんでも、医師に確認の上で疾患別のプロトコルに沿った運動療法を開始し、早期離床を目指しています。

（矢島裕徳）

表1 運動負荷試験が禁忌となる疾患・病態

絶対的禁忌
1. 2 日以内の急性心筋梗塞
2. 内科治療により安定していない不安定狭心症
3. 自覚症状または血行動態異常の原因となるコントロール不良の不整脈
4. 症候性の重症大動脈弁狭窄症
5. コントロール不良の症候性心不全
6. 急性の肺塞栓または肺梗塞
7. 急性の心筋炎または心膜炎
8. 急性大動脈解離
9. 意思疎通の行えない精神疾患

相対的禁忌
1. 左冠動脈主幹部の狭窄
2. 中等度の狭窄性弁膜症
3. 電解質異常
4. 重症高血圧 *
5. 頻脈性不整脈または徐脈性不整脈
6. 肥大型心筋症またはその他の流出路狭窄
7. 運動負荷が十分行えないような精神的または身体的障害
8. 高度房室ブロック

*：原則として収縮期血圧 > 200 mmHg，または拡張期血圧 > 110 mmHg，あるいはその両方とすることが推奨されている．

日本循環器学会 / 日本心臓リハビリテーション学会. 2021 年改訂版 心血管疾患における リハビリテーションに関するガイドライン. https://www.j-circ.or.jp/cms/wp-content/uploads/2021/03/JCS2021_Makita.pdf.2024 年 1 月閲覧

表2 当院における心臓リハビリテーションプログラム

心臓リハビリテーション ADL 表
《 退院までの手順です 》

R5.8.21 改訂

担当医師： 　　　　　（PHS： 　　）

担当理学療法士（PT）： 　　（内線： 　）

術前	病棟	嚥下スクリーニング・離床の説明・創の保護・排痰指導など				/：PT
ステージ	場所	リハビリ	病棟での行動様式	洗面 歯みがき	トイレ	日付 時刻 サイン
0	病棟	ギャッジ坐位 端座位（ベッド）	ギャッジ坐位 端座位（ベッド） 体位変換	洗面 歯みがき 髭剃り ベット上自立	ベット上	：／ Dr Nrs PT
I	↓	椅子に座る （5分間） 呼吸体操	椅子坐位 4時間／日以上が目標 検査は車椅子移動	洗面 歯みがき 髭剃り 車椅子自立	車椅子 病棟トイレ 排尿・排便	：／ Dr Nrs PT
II	↓	歩行 2分間 （約100m） 胸郭ストレッチ	病棟内（7西リハビリ室）, デイルーム（自販機）まで歩行可 （独歩 ／ 付添） 洗面・歯みがき・髭剃り洗面所使用可能 シャワー可能（心外の場合は医師に確認）		歩いて 病棟トイレ 排尿・排便	：／ Dr Nrs PT
III	↓	歩行 6分間 （約300m） 胸郭ストレッチ	新入院棟1階（画像センター, 売店）まで歩行許可（独歩 ／ 付添） ＊エレベーター使用＊			：／ Dr Nrs PT
IV	心臓リハビリテーション室	ストレッチ 体操 筋力 トレーニング 歩行距離 延長（500m） 有酸素 運動	病院本館（2階：超音波センター, 心電図室）まで歩行許可 （独歩 ／ 付添） ＊エレベーター使用＊			：／ Dr Nrs PT

聖マリアンナ医科大学病院　ハートリハビリテーションチーム

り特定集中治療室における「早期離床・リハビリテーション加算（1日につき500点）」が新設され、さらにその効果を踏まえ、令和4年の診療報酬改定によって加算の算定対象が特定集中治療室以外の治療室（ハイケアユニット、脳卒中ユニット、小児特定集中治療室など）にも拡大しています[4]。この加算における注意点は、

1. 早期離床・リハビリテーションチームが、患者さんが入室する治療室の職員とともに計画を作成し総合的な離床の取り組みを行った場合の評価であること

2. 「早期離床・リハビリテーション加算」を算定した日には疾患別リハビリテーションを算定することができない

3. 48時間以内に早期離床の取り組みを行うこと

です。本加算は病態に合わせた適切な評価を行い、早期に離床を開始することの意義が認められた形となっていると言えるでしょう。

❸ 心不全に対する外来運動療法の実際

外来運動療法の必要性

　実は、急性心不全に対する心臓リハビリテーションは、入院中にのみ行った場合の長期予後改善効果は証明されていません。退院後に外来で行う心臓リハビリテーションプログラムでは、心不全による再入院の防止効果が示されています。そのため、入院中の心臓リハビリテーションでは、早期離床・早期退院を意識した治療や看護だけではなく、退院した後の生活を意識した指導が重要となります。また、外来での心臓リハビリテーションへの参加・継続の動機付けを図ることも重要です。一方で、自宅での心臓リハビリテーションの効果は病院などの施設での心臓リハビリテーションに劣らないという報告もあり、自宅での非監視下の運動療法であっても、適切に行うことができれば、監視下での運動療法と同様の効果が得られます[5]。心不全に対する運動療法の目的は、運動耐容能を改善することだけでなく、生活の質を改善し、心不全再入院を予防し、長期予後を改善することにあります。心不全は病態や重症度が症例によって異なるため、運動療法は臨床所見や運動負荷試験に基づいて個別にメニューを作成した上で慎重に実施する必要があります。

運動療法の実際

　運動の種類に関しては、歩行・自転車エルゴメータ、体操といった有酸素運動が推奨されています。水泳や水中歩行に関しては、水圧による静脈還流量増加が心負荷を増大させるため、一般的には推奨されません。また、レジスタンストレーニング（筋力強化トレーニング）は低強度から中強度のトレーニングであれば、有酸素運動と組み合わせることによって運動耐容能や生活の質改善に有効と報告されています。ただし、レジスタンストレーニング

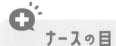

ナースの目

心臓リハビリテーションにおける外来看護師の役割は？

　退院後、疾患によって変化した日常生活を送る患者さんが多くいます。生活改善しながらもその患者さんが不安なく過ごせるよう、他職種と連携を取りながら支援する役割を担っています。
（栗原さゆり）

ナースの目

外来心臓リハビリテーションを受けている患者さんに必要なことは？

　長年過ごしてきた生活習慣を改善するということは簡単なことではありません。設定した目標に対して患者さんが努力し実施できたことが一つでもあれば、まずはそれを称賛することが疾患管理に大切なことだと思います。　（栗原さゆり）

を行う際、「いきみ＝息こらえ」は血圧上昇や心負荷増大のリスクとなるため、行わないように指導が必要です。運動メニューの内容を運動処方といいます。心不全の運動療法では、低強度・短時間の運動から開始し、症状や身体所見を確認しながら徐々に時間と強度を増していくことが基本です。初回運動時には、低強度の運動を10分程度行い、その後10〜15分程度の休憩をはさんで2回繰り返す程度（10〜20分/日）から開始し、約1カ月かけて徐々に目標運動強度まで増加させていきます。運動量増量の順序は、まず短時間運動の繰り返し回数を増やし、次に1回の運動持続時間を延長し、1回の運動時間が15分程度に達したら、運動強度を増加させていく方法が推奨されています。最終的には、1回20〜30分の持続で2回繰り返し、合計40〜60分/日程度を目標とします。運動の頻度は、重症心不全例では週3回程度で休日をはさみながら行うことが安全です。また、運動療法を開始した後に、心不全の増悪を認めることがあります。運動療法の影響かどうかは明確でないことが多いのですが、増悪傾向の時には運動療法は一時中断し、速やかに担当医の外来を受診することが望まれます。心不全の増悪所見として代表的な症状は、次の通りです。

・自覚症状（呼吸困難感の増悪、倦怠感の持続、食思不振、浮腫増悪）
・体重（1週間で2kg以上の増加）
・心拍数（安静時での心拍数が10回/分以上の上昇）

心不全は退院後6カ月以内の再入院率が25%以上と報告されており[6]、運動療法の継続も重要ですが、心不全の再増悪を早期に発見して加療を行うことも、とても重要です。そのため、非監視下で運動療法を行う場合にも、定期的な診察や評価が望まれます。

運動療法の期間・評価

心不全に対する心臓リハビリテーションの保険算定期間は、基本的に開始から150日間です。ただし、入院期に開始した場合には入院期間も150日にカウントされてしまうため、実質的な外来リハビリ期間は120日程度となります。保険算定の終了時

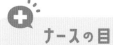
期が近づいたら、身体所見や運動耐容能の評価を行い、運動療法の効果を評価します。運動療法の効果が現れていることを実感してもらえれば、患者さんのモチベーションや自己管理意識の向上につながります。そのため、評価を行った際の指導内容・方法の内容は重要であり、安定した運動療法を継続することにより良好な体調の維持に努めるよう指導します。

④ 心不全における精神的サポート・カウンセリング

　心臓リハビリテーションの中心は運動療法ですが、心不全を発症した患者さんは、病気による身体的苦痛だけではなく、侵襲的な処置や不慣れな環境、将来への不安などで精神的にストレスを感じやすい環境にあります。さらに、家族と離れた環境であることが不安を助長させやすくなります。過去の報告では、慢性心不全患者さんの2割に「うつ」を認め[7]、ストレスや不安感、抑うつ症状などは、狭心症を含めた冠動脈疾患の危険因子としての報告[8]や死亡率が増加する[9]との報告があり、可能な限り予防や早期発見に努めることが重要となります。精神的なサポートの方法としては、疾患や精神症状に関する心理教育、ストレス対処のスキルの向上や心理社会的リスクの軽減を目的とした心理面接、認知行動療法などの介入手段があります。心理的な介入は専門性が要求されるため、当院では定期的に行っている心不全チームのカンファレンスで心理的な介入の必要性を検討しています。カンファレンスで介入が必要と判断した方には、臨床心理士に評価をしてもらい、定期的な面接を続けたり、あるいは薬物治療の適応になる場合には神経精神科への相談も行っています。また、うつ病によるイベントリスクの増加要因の多くは運動療法により改善が期待される因子であり、運動療法の重要性が再確認できます。

⑤ 心臓リハビリテーション指導士とは？

　心疾患の再発予防（二次予防）を包括的に行うためには、運動

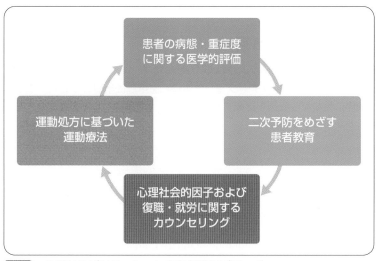

図4 心臓リハビリテーションの包括的アプローチ

（図内）
患者の病態・重症度に関する医学的評価

二次予防をめざす患者教育

心理社会的因子および復職・就労に関するカウンセリング

運動処方に基づいた運動療法

ナースの目

多職種カンファレンスでどのような議論をしているか？

入院前の ADL や仕事、通勤、家事、趣味・余暇活動などの情報共有を行います。退院後の生活を想定することで、リハビリや心不全指導で個別化した介入を行うことができます。その他、社会サービス調整の検討なども行います。

（篠田八重子）

ナースの目

心臓リハビリテーション指導士の資格を取って変わったことは？

患者さんが大丈夫と思っていても、実は負担の大きい生活習慣もあります。運動処方の根拠を理解したことで、個々の生活背景を踏まえた安全な日常生活の指導や、運動習慣の獲得を考えた介入ができるようになりました。　（石阪光央）

療法だけでなく食事療法、心理療法などの多角的なアプローチ（図4）が必要であり、そのために多職種の連携（チーム医療）が必要となります。このチーム医療を円滑に行う上で、心臓リハビリテーションに関する共通の知識・理解を得ることを目的として、心臓リハビリテーション指導士の制度が始まっており、毎年7月の学術集会の際に資格試験を行っています。心臓リハビリテーション指導士の資格を取得できる知識があると、運動に伴う循環動態の変化を理解でき、安全かつ効果的に患者さんに継続性のある運動に関する指導や冠危険因子（糖尿病・高血圧・脂質異常症など）の保有者に対する生活指導ができます。主な受験資格は、看護師などの医療資格のほか、2年以上の学会会員歴があることです。詳細は心臓リハビリテーション学会のホームページをご覧ください。また、心臓リハビリテーション指導士資格保有者のうち、一定以上の実績を有する場合には、「心臓リハビリテーション上級指導士」の資格を認定し付与する制度も2015年より開始されています。心臓リハビリテーションは心不全の管理と密接に関わりがあるため、興味がある方は資格の取得をめざしてみてはいかがでしょうか？

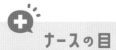

ナースの目

心臓リハビリテーション指導士試験に向けてどのように取り組んだ？

　『心臓リハビリテーション必携』（日本心臓リハビリテーション学会編）を中心に学習しました。CPX やリハビリを行う患者さんの姿を実際に見ながら症例を記載することで、日々看護師として必要な介入を考えるようになり、学習を深めることができました。　　　　　　　　　　　（利川順希）

引用・参考文献

1) 日本循環器学会ほか. 2021 年改訂版 心血管疾患におけるリハビリテーションに関するガイドライン. https://www.j-circ. or.jp/cms/wp-content/uploads/2021/03/JCS2021_Makita.pdf（2024 年 1 月閲覧）.

2) 後藤葉一. 心臓リハビリによる冠疾患二次予防効果の最大化. 冠疾患誌. 23, 2017, 174-81.

3) Izawa, H., et al. Japanese Association of Cardiac Rehabilitation Standard Cardiac Rehabilitation Program Planning Committee. Standard Cardiac Rehabilitation Program for Heart Failure. Circ J. 83, 2019, 2394-8. PMID:31708554.

4) 厚生労働省. 令和 4 年度診療報酬改定の概要. https://www.mhlw.go.jp/content/12400000/001079187.pdf（2024 年 1 月閲覧）.

5) Jolly, K. et al. The Birmingham Rehabilitation Uptake Maximisation Study (BRUM). Home-based compared with hospital-based cardiac rehabilitation in a multi-ethnic population : cost-effectiveness and patient adherence. Health Technol Assess. 11 (35), 2007, 1-118.

6) Tsutsui, H. et al. Clinical characteristics and outcome of hospitalized patients with heart failure in Japan. Circ J. 70 (12), 2006, 1617-23.

7) Kato, N. et al. Relationship of depressive symptoms with hospitalization and death in Japanese patients with heart failure. J Card Fail. 15 (10), 2009, 912-9.

8) Loerbroks, A. et al. The association of depression and angina pectoris across 47 countries : findings from the 2002 World Health Survey. Eur J Epidemiol. 29 (7), 2014, 507-15.

9) Rutledge, T.et al. Depression in heart failure a meta-analytic review of prevalence, intervention effects, and associations with clinical outcomes. J Am Coll Cardiol. 48 (8), 2006, 1527-37.1

（金光陽子／井上千晴／嶋田 巧／矢島裕徳／栗原さゆり／
井村凪彩／川道有加／篠田八重子／石阪光央／利川順希）

2 ナースがすべき生活指導とは?

❶ そもそも、なぜ生活指導が大切なのか？

　心不全では、個々の症例によって原疾患や経過に違いはありますが、患者さんの多くは慢性期として外来通院による診療を継続します。入院加療中は看護師や医師などの病院スタッフが常に食事・入浴・排泄などの生活行動を通じて全身状態を把握し、必要に応じて治療やサポートをすることができます。一方で、外来診療では患者さんと接する時間は数分程度であり、患者さん自身による日常生活の場がほとんどとなります。

　慢性心不全では増悪を繰り返し進行する特徴がありますが、その原因の多くは日常生活における自己管理不足＝セルフケア不足とされ、心筋虚血や不整脈などの医学的な要因はそれほど多くはありません（図1）[1]。すなわち、日常生活における患者さんのセルフケアによって、多くの心不全増悪が予防可能と言い換える

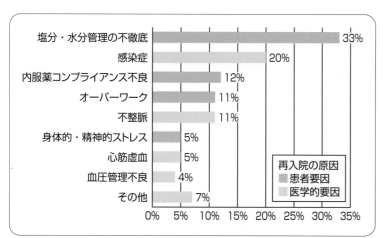

図1 心不全増悪による再入院の原因　　　　　（文献1より改変）

ことができます。このように、再入院を減らし生命予後を改善させるだけでなく、日常生活における ADL や QOL を維持するために、心不全増悪を防ぐセルフケアを中心とした生活指導はとても重要であることがわかります[2〜4]。

② 実際にどのような生活指導を行うのか？

　生活指導は、包括的心臓リハビリテーションの疾病管理プログラムのひとつに含まれます。まずは心不全の病態や臨床情報に加えて、患者さんの性格や心理、社会的側面などの情報についても把握し、さまざまな角度からアセスメントを行うことが重要です。その上で、患者さんのヘルスリテラシーの把握、すなわち患者さんの理解度も考慮し、教育内容をいかに活用に結びつけていくかといった指導を心がけることが重要です。特に、近年では心不全においても高齢者が増えており、認知機能低下により本人だけでは十分な理解が得られない場合には、家族や介護者も含めた指導も必要です。

　心不全患者さんに対する生活指導の概要について、表1 に示します[5]。

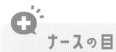
用語解説

ヘルスリテラシー

　患者さんの「情報を理解・活用できる力」という意味で、医療者と患者さんとのコミュニケーションを左右するひとつの要因にもなり、診療や治療効果などに影響を与えます。

ナースの目

食事減塩指導

　塩分摂取過多のため減塩に取り組んでいる患者さんのうち、減塩製品を利用しているものの全体的な塩分の摂取量は多いことがあります。また、減塩に固執し栄養バランスの偏りや食欲低下を招く場合もあるため、日頃の食事状況をよく確認し継続できる支援を提案するのが大切です。

表1　心不全患者に対する生活指導の概要

教育・指導内容の例
【心不全に関する知識】 ・定義、原因、症状、経過 ・増悪の誘因 ・合併疾患 ・治療方法　など
【セルフモニタリング】 ・自身による症状モニタリングの必要性
【塩分・水分管理】 ・飲水制限の必要性、脱水の注意 ・適切な塩分摂取制限
【栄養管理】 ・栄養障害に注意した食事内容
【感染予防】 ・増悪因子としての確認、予防の必要性
【身体活動】 ・適切な身体活動、増悪時の安静の必要性

❸ 食事・塩分指導は実際に どのように行うのか？

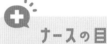 に示されるように、日本人の心不全増悪による再入院の原因のうち、食生活管理の不徹底によるものが最も多くを占めます。生きていくうえで食事は欠かせないものであり、生活指導における食事指導は特に重要です。

心不全では、主に塩分制限と低栄養の問題に注意して食事・栄養指導を行います。

☰ 塩分制限

体内のナトリウム量は細胞外液量を規定します。心不全ではレニン - アンジオテンシン - アルドステロン系の活性化に伴い、腎臓におけるナトリウム再吸収も亢進します。加えて、塩分摂取による体内のナトリウム量の増加は循環血液量の増大につながり、心不全の増悪に至ります。日本では欧米と比べて食事中の塩分量が多く、心不全増悪を招く恐れのある食事になりやすい傾向があります。そのため、心不全では塩分制限を中心とした食事指導が基本となります。日本では、ガイドラインで心不全における塩分摂取量は1日6g未満を目標としています[5]。

患者さんの塩分摂取状況を把握するためには、尿中ナトリウムの測定により精度の高い塩分摂取量の推定もできますが、まずは問診による食事内容の聴取が不可欠です。看護師はベッドサイドで患者さんの生活状況や背景を鑑みて食事に関する情報を収集する中心的な役割があります。この情報は、後述する低栄養の介入においても大きく役立ちます。得られた情報を元に、塩分量の多い食事であればどのような食品や食材に注意するとよいのか、患者さんや家族とともに確認を行います。

また、食品を購入する場合には成分表示に記載されているナトリウム量もしくは塩分量を確認する指導も重要です。なかには食塩相当量として併記されているものもありますが、ナトリウム量のみ表記されているものもあります。あくまでも、塩（NaCl）はナトリウム（Na）と塩素（Cl）の化合物であり、食塩量とナトリウム量は異なります。食塩の40％程度がナトリウムに相当

➕ ナースの目

塩分制限

塩分摂取量を考える際には、食品に表記されている成分表示を参考に一食ごとの塩分摂取量や一日の塩分摂取量を算出します。継続的な減塩は重要ですが、塩分を摂りすぎた翌日は塩分摂取を意識的に控える食事をするような指導も検討します。患者さんによっては毎日厳格に塩分摂取量を守るよりも、塩分制限に対する心理的負担の軽減につながり、塩分制限のアドヒアランスを良好に保つことができます。

スマートフォンのアプリを利用しナトリウム量を塩分量に計算することも可能です。日頃の食事の塩分量を把握しておくことも食事管理を長く続けるコツにもなります。

減塩の開始時はかなりの薄味と感じることが多いですが、継続することにより味覚の改善に期待ができます。入院は減塩開始、塩分制限の継続の良い機会となります。

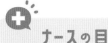

ナースの目

低栄養：適切な塩分摂取と食事摂取量のバランス

減塩ばかりを強調して勧めるのではなく、味覚に対する不満や食べたい物への欲求、摂取量の低下など食に対する思いを傾聴することが必要です。365日3食継続することを考え、適切な塩分摂取と食事摂取量の維持という両者について良好なアドヒアランスが保てる方法を提案していくことが大切です。

ナースの目

低栄養：管理の方向転換の時期の支援

心血管疾患予防のため患者さんは日頃より塩分や糖分など厳しい制限が必要となり、同じ食事をして協力する家族も見受けられます。心不全になり低栄養の対策として「もっと食べましょう」と食べることを重要とする管理へ方向転換をしなくてはならない時期への移行には、それまで実施していた管理を称賛し、患者さんやそれを支えている家族の気持ちにも配慮することが重要です。そのうえで、心不全予防のための低栄養回避の食事をする必要性をしっかりと説明することや段階的な介入が必要となります。

するため、ナトリウム（mg）×2.54÷1,000 ＝食塩量（g）と求められます。

入院中の食事は、一定した塩分量を設定し提供することが可能ですが、退院後は食事中の塩分量を厳密に測定することや計算することは非常に難しくなります。そのため、定期的な食事内容の確認や、血圧や体重の変化も併せて確認することで、少しでも早く塩分摂取過多の徴候に気づくことが大切です。

塩分摂取量を制限することは非常に重要ですが、一方で塩分制限により味が感じにくくなり、結果的に食事摂取量が減少する恐れもあります。とくに心不全では、加齢による生理的変化や薬剤の影響、亜鉛欠乏なども加わり味覚障害が起こりやすく、さらに塩味は感じにくくなると考えられます。日本を含めて各国のガイドラインでは心不全患者に対して一律に塩分 6g/ 日未満の摂取を推奨していますが、実際のところ症候性心不全において厳格な塩分制限による予後改善効果は明らかになっていません。そのため、「2021 年改訂版・心血管疾患におけるリハビリテーションに関するガイドライン」（以下、「心リハガイドライン」）では、塩分制限による効果が低栄養のリスクを上回るかどうかを症例ごとに検討し、食事摂取状況によっては塩分制限を適宜見直すことも提言しています [6]。塩分制限が優先される場合には、塩分摂取量を段階的に減量していき徐々に慣れていく方法や、食塩や醤油などの味付けを後付けにして塩味を感じやすくする工夫のほか、出汁や香辛料の使用などを患者さんや家族に提案します。

▤ 低栄養の問題

入院中または外来通院中のいずれの場合においても、心不全の患者さんは低栄養状態に陥るリスクが高いことがわかっています [7〜9]。肥満は虚血性心疾患や心不全の発症リスクですが、ひとたび心不全になると BMI が低い（＝やせている）ほど予後が不良である「obesity paradox（肥満パラドックス）」という逆転現象が生じることが日本人でも確認されています [10]。すなわち、症候性心不全になるまでは、心血管疾患の予防のためにエネルギー摂取量や脂質などの「制限」を中心とした栄養指導が中心でありながら、症候性心不全に進行すると、低栄養の予防や栄養状態の

改善をめざし、体重をいかに減らさないようにするかという「矛盾」が生じます。また、低栄養状態の患者さんでは、筋肉量の減少や筋力低下を呈する「サルコペニア（筋肉減弱症）」(p.63 参照) といわれる状態もしばしば認めます。このように、生命予後のみならず ADL や QOL などにも影響をもたらす心不全患者さんの低栄養はしばしば遭遇するため、低栄養に対して介入すべき機会が必然的に増えます。心リハガイドラインでは、心不全患者さんに対する栄養評価によって、低栄養と低栄養リスクの評価を行うことを推奨しています [6]。

　心不全における低栄養の原因は多岐にわたりますが、大きく①心不全の病態（神経体液性因子の亢進）によって引き起こされる代謝異常、②心不全の症状や身体的変化によって引き起こされる食事摂取不良に分けられます（図2）。必要とするエネルギー量が増大する一方でエネルギー摂取が減少しやすいため、低栄養に陥りやすくなります。心不全の低栄養に対して、ただ闇雲に食事の提供量を増やすだけではなく、原因に応じて介入することで、より効果的な栄養療法や栄養指導につながります。そして、日常の食事に関連する情報を得て、それらを元に医師や管理栄養士など多職種で対応策を検討します。先に挙げた塩分制限による食事摂取量の減少にも注意して、低栄養進行の予防や栄養状態の改善

ナースの目
情報収集の重要性
　普段の食事内容や嗜好、食事を摂る時間帯、外食の頻度のほか食べることによる倦怠感や息切れの有無について確認し、また実際の食事場面を確認することからも多くの情報を得ることができます。本人のみではなく家族や介助者からも情報を得て指導に活かすことも必要です。

＊心不全の栄養ステートメント：心不全における低栄養の対策や介入方法を中心に、現段階で得られている知見をもとに日本心不全学会がステートメントとして作成し、2018年10月に発刊された。

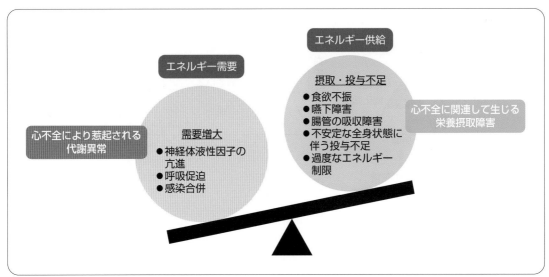

図2　心不全における低栄養の原因（エネルギー需要とエネルギー摂取・投与量のアンバランス）

を意識した食事摂取について患者さんや家族へ指導を行います。

　サルコペニアの改善を図るために運動療法と併せてたんぱく質摂取が必要ですが、たんぱく質だけでなく炭水化物（糖質）や脂質も含め十分なカロリーを摂取していることが条件となります。できるだけ、複数の栄養素を摂取できるような食事指導を心がけます。さらに、たんぱく質を効率よく骨格筋量の増大につなげるためには、血液中のアミノ酸濃度をある一定の濃度以上にする必要があるため、一度の食事で効率よくたんぱく質を摂取できるような食事指導も必要です（**図3**）[11]。

④ 水分管理 / 飲水フリーという指示は、何を指標にしているのか？

　体液量が増加する心不全では、過去には積極的な水分制限も必要と考えられていたこともありますが、昨今ではすべての心不全患者さんに対する画一的な水分制限について、臨床的な有用性が乏しいのが現状です。特に高齢者では口渇中枢の機能が減退しやすく、実際には水分摂取が必要な場合でも水分摂取量が減少する傾向にあります。加えて、心不全患者さんでは利尿薬によってさらに脱水に陥る危険があります。米国の心不全に関するガイドライン（ACCF/AHA ガイドライン）では乾燥した地域や気温が高

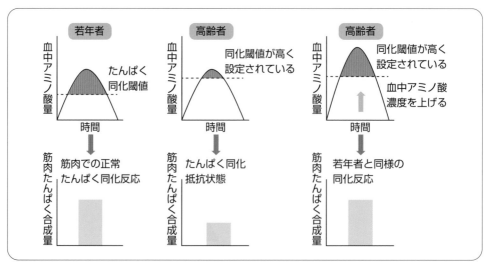

図3　**筋たんぱく合成が行われるアミノ酸血中濃度の閾値と加齢の関係**　　（文献11より）

い地域では水分制限による熱中症の危険性についても言及しており[12]、日本でも夏の時期には脱水に注意が必要で、状況に応じて飲水の励行を含む脱水予防の指導も行います。一般的に、水分制限が必要とされるのは、主に重症心不全や希釈性低ナトリウム血症、高度腎機能障害を呈する心不全患者さんなどです。ACCF/AHA ガイドラインでは「心不全 Stage D の患者さんでは 1.5〜2 L/ 日の水分制限は妥当である」と記載されています[12]。

近年では、利尿薬のトルバプタン（サムスカ®）を継続的に内服する症例も増加しています。トルバプタンは副作用として高ナトリウム血症をきたすことが知られており、内服により口渇が出現した場合に飲水を促すよう指導します。そのため、トルバプタン内服中は一般的に水分制限を行いませんが、具体的にどの程度の飲水まで促してよいか明確な基準はなく、すべての症例に水分制限を行わなくてもよいかは不明です。利尿薬の効果を上回って水分摂取量が明らかに過剰なために体重増加や浮腫の増大につながるような場合には、医師に相談することが望まれます。なお、特に 80 歳以上の高齢者はトルバプタン内服時でも口渇感を感じにくく、飲水量の増加も少ないため高ナトリウム血症をきたしやすいことが明らかとなっています（図4）[13]。以上の点を考慮し、ガイドラインや標準的治療のみにとらわれず、個々の症例に合わせた水分摂取量の調整が必要です。

❺ 心不全領域における認定看護師とは？

心不全の治療は、長きにわたって薬物治療やデバイス治療などが発展し、生命予後を中心としたアウトカムの大幅な改善をもたらし、心不全に対する重要かつ基本的なものであることに違いはありません。しかし、昨今では高齢化とともに心不全においても高齢の患者さんが占める割合が増大しており、併せてフレイルの有症率も高いことが明らかになっています。余命が延長する一方で健康寿命との差も拡大しており（図5）[14]、フレイルの増加も大きく影響しています。結果的に QOL や ADL にも支障が生じ、心不全患者さんの視点から求められるアウトカム（患者立脚アウ

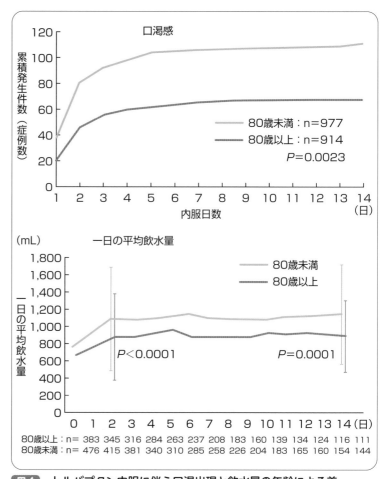

図4 トルバプタン内服に伴う口渇出現と飲水量の年齢による差

(文献13より)

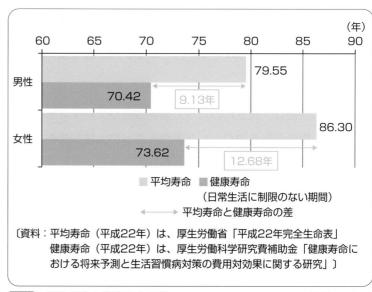

〔資料：平均寿命（平成22年）は、厚生労働省「平成22年完全生命表」
　　　　健康寿命（平成22年）は、厚生労働科学研究費補助金「健康寿命に
　　　　おける将来予測と生活習慣病対策の費用対効果に関する研究」〕

図5 平均寿命と健康寿命の差

(文献14より)

トカム）の改善は、心不全の疾病に対する治療のみではしばしば難しくなります。

また、**図1** で示したように、心不全増悪による入院の原因の多くを占める自己管理の不注意や不徹底に対して、患者さんに対する自己管理指導を行い、家族および介護者の協力を得ることが重要です。これらは、薬物治療やデバイス治療などを中心とした医療現場における既存の心不全診療のみで対応するのは困難であり、患者さんの精神・心理的な側面や生活背景・社会的状況などを考慮した指導や介入も重要であることを示します。

診療や治療などに関わる内容から、生活に関わる面まで業務を担う看護師は中心的な役割を果たしますが、特に心不全の領域において熟練した看護技術と知識を有する看護師である「心不全看護認定看護師」は、心不全の疾病管理上の特色や注意点などに精通して携わることができる重要な存在です。日本看護協会が定める認定看護師制度のひとつとして、心不全の分野に特定した「慢性心不全看護認定看護師」が 2012 年より活動を開始し、全国で活躍をしています。そして、2019 年 2 月にはより水準の高い看護実践ができる認定看護師を輩出する目的で認定看護師制度が改正され、2021 年から「心不全看護認定看護師」が活動を開始しています[15]。

認定看護師制度の改正に伴い、認定看護師の役割は以下のように定められています。

1. 個人、家族及び集団に対して、高い臨床推論力と病態判断力に基づき、熟練した看護技術及び知識を用いて水準の高い看護を実践する。（実践）
2. 看護実践を通して看護職に対し指導を行う。（指導）
3. 看護職等に対しコンサルテーションを行う。（相談）

そのために、心不全の分野で認定看護師に求められる知識と技術として以下が挙げられています。

1. 心不全症状のモニタリングと評価、重症化予防
2. 療養生活行動支援及び地域へつなぐための生活調整
3. 症状緩和のためのマネジメント
4. 身体所見から病態を判断し、持続点滴中の薬剤（カテコラミン、ナトリウム、カリウム又はクロール、降圧剤、糖質

用語解説

認定看護師

　2019 年 2 月の認定看護師資格制度改正に伴い、認定看護師制度の教育課程は既存の A 課程から新しい B 課程へと移行しました。特定行為研修の追加、教育カリキュラムの統廃合および時間数の増加、制度の目的や認定看護師の役割の改定などが行われました。2021 年 5 月より B 課程認定看護師の認定が開始されています。

　A 課程認定看護師（慢性心不全看護認定看護師）の認定審査は 2029 年度で終了しますが、認定資格を更新することで慢性心不全看護認定看護師の資格を保持し続けることが可能です。また、既存の A 課程認定看護師（慢性心不全認定看護師）は、特定行為研修を修了することで B 課程認定看護師（心不全看護認定看護師）に移行が可能となります。

輸液又は電解 質輸液、利尿剤）の投与量の調整を安全・確実にできる知識・技術

このように、「心不全認定看護師」は、高い臨床能力の獲得と実践を通じて患者さんに対する関わりだけではなく、多職種と連携を図りながらセルフケアの支援や生活調整などの活動を行います。

心不全認定看護師が心不全のリスク段階から発症後、終末期の緩和ケアまでシームレスにかかわることで、重症化予防や生命予後の改善に加えて精神的な支援にもつながり、患者さんの QOL や ADL を保つことも可能になります。心不全患者数が増加の一途をたどる状況で、心不全認定看護師の役割は今後さらに重要となります。

引用・参考文献

1) Tsuchihashi, M. et al. Clinical characteristics and prognosis of hospitalized patients with congestive heart failure—a study in Fukuoka, Japan. Jpn Circ J. 64（12）, 2000, 953-9.
2) Jonkman, NH. et al. Do Self-Management Interventions Work in Patients With Heart Failure? : An Individual Patient Data Meta-Analysis. Circulation. 133, 2016, 1189-98.
3) Otsu, H. et al. Effectiveness of an educational self-management program for outpatients with chronic heart failure. Jpn J Nurs Sci. 8, 2011, 140-52.
4) Kato, N. et al. Insufficient self-care is an independent risk factor for adverse clinical outcomes in Japanese patients with heart failure. Int Heart J. 54, 2013, 382-9.
5) 日本循環器学会／日本心不全学会. 急性・慢性心不全診療ガイドライン（2017 年改訂版）. http://www.j-circ.or.jp/guideline/pdf/JCS2017_tsutsui_h.pdf（2023 年 11 月閲覧）
6) 日本循環器学会 / 日本心臓リハビリテーション学会. 2021 年改訂版 心血管疾患におけるリハビリテーションに関するガイドライン. https://www.j-circ.or.jp/cms/wp-content/uploads/2021/03/JCS2021_Makita.pdf（2023 年 11 月閲覧）.
7) Grossniklaus, DA. et al. Nutrient intake in heart failure patients. J Cardiovasc Nurs. 23（4）, 2008, 357-63.
8) Rahman, A. et al. Malnutrition and Cachexia in Heart Failure. JPEN J Parenter Enteral Nutr. 40（4）, 2016, 475-86.
9) Suzuki, N.et al. Assessment of transthyretin combined with mini nutritional assessment on admission provides useful prognostic information in patients with acute decompensated heart failure. Int Heart J. 56, 2015, 226-33.
10) Komukai, K. et al. Impact of body mass index on clinical outcome in patients hospitalized with congestive heart failure. Circ J. 76, 2012, 145-51.
11) Dardevet, D. et al. Muscle wasting and resistance of muscle anabolism: the "anabolic threshold concept" for adapted nutritional strategies during sarcopenia. Scientific World Journal. 2012, 269531.
12) Yancy, CW. et al. 2013 ACCF/AHA guideline for the management of heart failure: a report of the American College of Cardiology Foundation/American Heart Association Task Force on Practice Guidelines. J Am Coll Cardiol. 62（16）, 2013, e147-e239.
13) Kinugawa, K. et al. Effectiveness and adverse events of tolvaptan in octogenarians with heart failure. Interim analyses of Samsca Post-Marketing Surveillance In Heart faiLurE (SMILE study). Int Heart J. 56 (2), 2015, 137-43.
14) 厚生科学審議会地域保健健康増進栄養部会・次期国民健康づくり運動プラン策定専門委員会. 健康日本 21（第 2 次）の推進に関する参考資料. 25. https://www.mhlw.go.jp/bunya/kenkou/dl/kenkounippon21_02.pdf（2023 年 11 月閲覧）
15) 日本看護協会. 認定看護師. https://www.nurse.or.jp/nursing/qualification/vision/cn/（2023 年 11 月閲覧）

（鈴木規雄／秋山幸恵）

3 心不全の緩和ケアとは？

① はじめに

　長らくがん領域を中心に発展してきた緩和ケアですが、近年心不全領域における緩和ケアが注目されるようになりました。国内外の主要学会からも心不全の緩和ケアを推奨するガイドラインやステートメント[1~3]が示されており（表1）[2, 3]、心不全診療・ケアの中で重要な位置を占めるようになっています。本項では、循環器病棟の看護師がどのように心不全緩和ケアへ関わっていけば

表1 国内外の主要学会ガイドラインにおける心不全緩和ケア関連の推奨

	推奨度	エビデンスレベル	内容
2022 ACC/ AHA/ HFSA	Class Ⅰ	C-LD	すべての心不全患者に対して、質の高いコミュニケーション、予後の伝達、目標の明確化、shared decision-making、症状緩和、介護者のサポートなどの緩和ケアと支持療法を提供し、QOLの向上と苦痛の緩和を図るべきである
	Class Ⅰ	C-LD	延命治療を考慮する／受けている心不全患者において、治療開始時を含む一連のケアを通じて治療中止の選択肢を予測・議論し、病状の変化や治療目標の変化に応じて再評価すべきである
	Class Ⅱb	B-R	心不全患者の中でも特に高度治療を検討されているステージDの患者や、強心薬もしくは一時的な機械的補助循環を必要とする患者、コントロール不良の苦痛症状がある患者、重大な医学的意志決定、または多疾患、フレイル、認知障害がある患者にとって、専門家への緩和ケアコンサルテーションはQOLの改善と苦痛の軽減に有用である
2017 JCS/ JHFS	Class Ⅰ	B	意思決定能力が低下する前に、あらかじめ患者や家族と治療や療養について対話するプロセスであるACPの実施
	Class Ⅰ	C	心不全や合併症に対する治療の継続と、それらに伴う症状の緩和
	Class Ⅱ	C	多職種チームによる患者の身体的、心理的、精神的な要求に対する頻回の評価

ACC=American College of Cardiology, AHA=American Heart Association, HFSA=Heart Failure Society of America, JCS=The Japanese Circulation Society
JHFS=The Japanses Heart Failure Society

（文献2、3を参考に作成）

よいかについて考えていきたいと思います。

❷ 緩和ケアの役割って何？

みなさんは「緩和ケア」という言葉を聞いた時に、どのようなイメージを思い浮かべますか？ "末期がん患者さんの看取り"、"治療が限界の時に考えるもの" "なんとなく諦めのイメージ" など、もしかしたらややネガティブで後ろ向きな医療の印象があるかもしれません。しかし、世界保健機関（World Health Organization；WHO）の定義（**表2**）[4, 5] が示しているように、緩和ケアはがん患者さんや終末期に限定されるアプローチではありません。患者さんの人生の豊かさを考えるためには「命の長さ（≒治療が追い求めるもの）」と「quality of life；QOL（≒緩和ケアが追い求めるもの）」の双方の視点が重要です[6]。つまり、心不全患者さんの人生をより豊かにしていくためには、緩和ケアと心不全治療の両方の視点でバランスを取りながら共存していく必要があるのです。特に高齢化が進んだ現代の医療においては、これまでの臓器単位で病気を解決することを主眼とする「治す医療」

表2 緩和ケアの定義（WHO 2002 年）

緩和ケアとは、生命を脅かす病に関連する問題に直面している患者とその家族の QOL を、痛みやその他の身体的・心理社会的・スピリチュアルな問題を早期に見出し的確に評価を行い対応することで、苦痛を予防し和らげることを通して向上させるアプローチである。

緩和ケアは
・痛みやその他のつらい症状を和らげる
・生命を肯定し、死にゆくことを自然な過程と捉える
・死を早めようとしたり遅らせようとしたりするものではない
・心理的およびスピリチュアルなケアを含む
・患者が最期までできる限り能動的に生きられるように支援する体制を提供する
・患者の病の間も死別後も、家族が対処していけるように支援する体制を提供する
・患者と家族のニーズに応えるためにチームアプローチを活用し、必要に応じて死別後のカウンセリングも行う
・QOL を高める。さらに、病の経過にも良い影響を及ぼす可能性がある
・病の早い時期から化学療法や放射線療法などの生存期間の延長を意図して行われる治療と組み合わせて適応でき、つらい合併症をよりよく理解し対処するための精査も含む

（文献 4、5 を参考に作成）

から、患者さんの QOL が最も大きくなるように治療の優先順位を再配置する「治し支える医療」への転換が求められています[7]。筆者は緩和ケアの役割を患者 / 家族等の QOL を損なっている問題を「抽出」し「整理」することだと考えています[8]。抽出すべき問題点はざっくりと分けて 2 つです。すなわち意思決定にまつわる問題と全人的苦痛に関する問題です（図1）[9]。それらに対して「積極的で戦略的な」アプローチを行うことが緩和ケアの本質だと感じます。

❸ 心不全患者さんが抱える苦痛を知ろう！

≡ 「全人的苦痛」という考え方を知ろう

さて、先程「全人的苦痛」[10] という用語が出てきました。全人的苦痛は近代ホスピスの母である英国の Cecily Saunders が提唱した概念であり、患者さんの抱える苦痛や苦悩を、身体的苦痛と

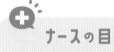

ナースの目

全人的苦痛の評価

　身体的苦痛の評価を最優先に行います。これは身体的苦痛が緩和されないこと自体が、その他の苦痛を悪化させる要因であることや、アセスメント自体が困難となるためです。

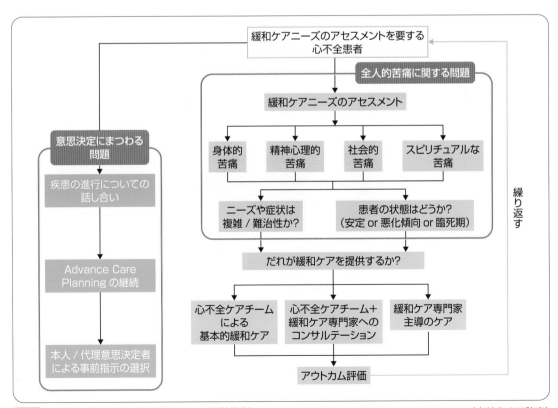

図1　**心不全患者における緩和ケアの提供体制**　　　　　（文献 9 より改変）

いう一側面だけでなく、精神的苦痛や社会的苦痛、スピリチュアルな苦痛を含めた総体としてとらえることを示します（**図2**）[11]。これら4つの苦痛はお互いに影響し合うと言われており、その包括的なアセスメントはがん患者さんだけでなく心不全患者さんの緩和ケアにも通じる重要な考えです。

心不全患者さんの苦痛は「多面的」

心不全患者さんは、末期がん患者さんと同様に多くの身体的・精神的な苦痛症状を抱えていることが知られています（**表3**）[12]。一般的に心不全はがんより療養生活が長きにわたることが多く、

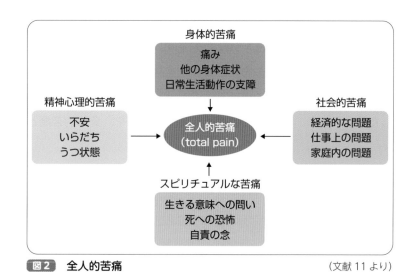

図2 全人的苦痛 　　　　　　　　　　　　　　　　　　（文献11より）

表3 人生の最終段階の身体的・精神的苦痛

症　状	がん（%）	心不全（%）
倦怠感	23〜100	42〜82
疼痛	30〜94	14〜78
悪心・嘔吐	2〜78	2〜48
呼吸困難	16〜77	18〜88
不眠	3〜67	36〜48
せん妄・認知機能障害	2〜68	15〜48
抑うつ	4〜80	6〜59
不安	3〜74	2〜49

（文献12より）

その疾患経過の中で徐々に運動耐容能の低下や日常生活における自立性の喪失などが起こり、患者さんの QOL は大きく損なわれます [13、14]。また、心不全患者は平均 4.5 個もの併存疾患を持っている [15] と言われており、それに伴う多彩な苦痛症状や疾病管理の複雑化、予後の増悪、ポリファーマシーなどの問題に直面することも少なくありません。特に心不全患者さんにフレイルや認知症を合併する割合が多い [16] ことは大きな社会問題であり、重い介護負担や治療選択肢の制限、セルフケア能力への影響 [17] などのさまざまな支障をもたらします。精神的苦痛の代表例である抑うつは成人心不全患者さんの 22% に認められ、重症例では 42% と高頻度となることが報告されています [18]。抑うつを併発すると服薬アドヒアランスの低下や QOL の悪化をきたし、抑うつがない患者さんと比較してより多くの医療資源が消費されるようになります [19、20]。また、低収入や独居、医療アクセスなどにまつわる社会的苦痛 [21]、病気に伴う社会的役割や自分らしさの喪失などがもたらすスピリチュアルな苦痛にも配慮が必要です。

　このように、心不全患者さんの苦痛に対処するためにはさまざまな方向から多面的にアプローチをする必要があります。だからこそ多職種チーム医療が不可欠なのです。そして看護師は、患者さんのもつ全人的な苦痛の解決と質の高い緩和ケアの提供のために、それぞれの専門職と患者・家族をつなぐコーディネーターとして重要な役割を担っています。

意思決定にまつわる問題

　もう一つの大きな課題は、心不全治療や終末期医療にまつわる複雑で難しい意思決定です。心不全患者さんやその家族は、外科的手術やデバイス治療、心臓移植などの高い侵襲度とリスクを伴う治療、そして終末期の対応について複雑な意思決定を求められることが少なくありません。しかし、しばしば意思決定への支援や予後に関する話し合いがなされないまま医療が進められている現状が指摘されています [22、23]。

用語解説

ポリファーマシー

　単に服用する薬剤数が多いことではなく、それに関連して薬物有害事象のリスク増加、服薬過誤、服薬アドヒアランス低下などの問題につながる状態のことを示します。

ナースの目

多職種カンファレンス

　タイミングを逃さずに意思決定支援を行っていくために、定期的に多職種カンファレンスを行うことが大事です。現在の患者さんの状況、病状経過の見通し、治療が今後の生活に与える影響、患者さんや家族が病状をどのように理解しているかなどの情報を共有し、意思決定支援の時期や方法について話し合う場を持ちましょう。

④ 緩和ケア診療加算と ガイドラインの推奨

　近年一部の施設で心不全の緩和ケアの取り組みが始まったものの、いまだ広く浸透しているとは言い難いのが現状です。そのような中、前述のようにわが国の心不全のガイドライン[2]で緩和ケアに対する推奨が示されたことは、普及へ向けた大きな弾みとなりました。それに加えて、2018年度からはこれまでは悪性腫瘍、後天性免疫不全症候群のみであった緩和ケア診療加算の対象に、末期心不全が追加となりました（表4）[24]。緩和ケア診療加算を算定する際には表5に示す「末期心不全の基準」を満たす必要があります[24]。なお、算定するためのチームの要件として、構成員が十分ながん診療の経験を有していること、院内組織として明確に位置づけられていること、症状緩和に係るカンファレンスが週1回程度開催されていること、患者に対して緩和ケアチームによる診療が受けられる旨の情報提供をしていることなどが求めら

表4　緩和ケア診療加算要件の見直し

一般病床に入院する悪性腫瘍、後天性免疫不全症候群又は末期心不全の患者のうち、疼痛、倦怠感、呼吸困難等の身体的症状又は不安、抑うつなどの精神症状を持つ者に対して、当該患者の同意に基づき、症状緩和に係る専従のチーム（緩和ケアチーム）による診療が行われた場合に算定する

緩和ケア診療加算（1日につき）390点

（文献24より）

表5　緩和ケア加算の算定における末期心不全の基準

末期心不全の患者とは、以下のアからウまでの基準及び エからカまでのいずれかの基準に該当するものをいう
ア　心不全に対して適切な治療が実施されていること。
イ　器質的な心機能障害により、適切な治療にかかわらず、慢性的に NYHA 重症度分類Ⅳ度 の症状に該当し、頻回又は持続的に点滴薬物療法を必要とする状態であること。
ウ　過去1年以内に心不全による急変時の入院が2回以上あること。なお、「急変時の入院」とは、患者の病状の急変等による入院を指し、予定された入院は除く。
エ　左室駆出率が20%以下であること。
オ　医学的に終末期であると判断される状態であること。
カ　エ又はオに掲げる状態に準ずる場合であること。

（文献24より）

れています。つまり、現時点では緩和ケア診療加算を算定するために、これまでがん診療を中心に行ってきた既存の緩和ケアチームとの協働が求められています。また、医師向けのプログラムですが、日本心不全学会が基本的心不全緩和ケアトレーニングコースの HEPT（http://hept.main.jp/）[25] を定期開催しており、今後心不全領域における基本的緩和ケアのさらなる普及が期待されます。

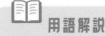

用語解説

緩和ケア診療加算

あくまで一般病棟入院中に緩和ケアチームによる診療が行われた時に算定される加算です。心不全患者さんの緩和ケア病棟の利用はまだ認められていません。

⑤ 心不全の病みの軌跡（Illness Trajectory）を知ろう！

比較的長い期間全身の機能が保たれ、最後は急激に機能低下をきたす「がん」や、緩やかな機能低下を続ける「認知症・老衰」などと異なり、心不全は比較的長い期間にわたって良くなったり悪くなったりを繰り返し、予後の予測が難しい「病みの軌跡」をたどります（**図3**）[26]。また、心不全の進行とは必ずしも関連しない突然死のリスクがあり、急性増悪した時点では治療が反応するかどうかの予測が難しいことも多く、そのまま病状が改善せずに終末期を迎えることもあれば、順調に回復する経験を繰り返すことも少なくありません。そのような複雑な経過から、心不全患者さんは疾患の進行をいまひとつ実感しにくいことも多く、その死は家族にとって「予想されなかった死」であると見なされてしま

ナースの目

病みの軌跡を活用する

再入院予防目的に心不全患者教育を行う時から、病みの軌跡をぜひ活用してください。心不全は増悪と軽快を繰り返しながら心臓の機能が低下していくことを患者さんや家族に知ってもらうことが大事です。セルフケアや内服管理、運動療法などの重要性を伝える時にも、その目的がイメージしやすくなります。

第Ⅳ章

3

心不全の緩和ケアとは？

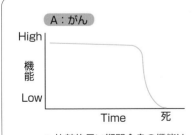
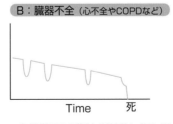
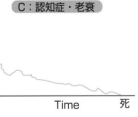

図3 疾患ごとの代表的な「病みの軌跡」

（文献26より改変）

うことすらあります。医療者自身もつい治療の追加ばかりに目を奪われがちであり、その結果、患者さんの QOL は損なわれ続け、どのような終末期を過ごしたいかについて話し合われることがないまま、気づけば緩和ケアの恩恵を受けるタイミングを逃していることが数多くあります。

　心不全患者さんは、がん患者さんと比較して生命を脅かす病気にかかっているとの認識が乏しい[27]と言われています。疾患に対する理解が乏しければ、将来起こりうることにあらかじめ備えておこうという発想に至らないのも当然です。そのため、まずは心不全という疾患に関する正しいイメージを共有することが重要となります。そのための有用なツール（ディシジョンエイド）となるのが、この「病の軌跡」です。心不全の症状は良くなったり悪くなったりと変動しますが、心不全の「病期：ステージ」は基本的に一方通行で進んでいます。患者さんとの話し合いの時に病の軌跡を活用することで、患者さんと医療者は今後予測される経過をビジュアルイメージとして共有しながら将来の話をすることが可能になります。

用語解説

ディシジョンエイド

　患者さんや家族が治療や検査、ケアや予防法などを選ぶ意思決定に参加できるように作られたツールのことです。

⑥ どのように心不全の緩和ケアを導入していったら良いの？

　終末期ケアはあくまで緩和ケアの一側面にすぎず、緩和ケアには死が避けられないかわからない状態のケアも含まれます[28]。前述した意思決定にまつわる問題と全人的苦痛に関する問題には、どの心不全ステージの患者さんであっても直面する可能性があります。そのため、心不全と診断された時から治療・ケアの一つとして緩和ケアを常に念頭に置いておき、理想的には病態の進行に合わせて適宜比重を増していく形での実践が望まれます（**図4**）[29]。しかし、どうすればそのようなケアが実現できるのでしょうか？

≡ 緩和ケアのタイミングはニーズで決まる！

　突然死の危険性を伴いながら増悪緩解を繰り返す心不全の病の軌跡のなかで、正確な予後予測は容易ではありません。もちろん、予後予測を考えることはとても大事ですが、予後ばかりに注目し

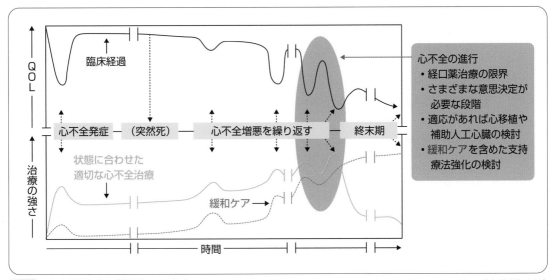

図4 心不全治療と緩和ケアの共存

（文献 29 より）

図中のテキスト：

QOL

臨床経過

治療の強さ

心不全発症　（突然死）　心不全増悪を繰り返す　終末期

状態に合わせた
適切な心不全治療

緩和ケア →

時間

心不全の進行
・経口薬治療の限界
・さまざまな意思決定が
　必要な段階
・適応があれば心移植や
　補助人工心臓の検討
・緩和ケアを含めた支持
　療法強化の検討

て介入タイミングを考えていると、緩和ケアの本質や提供タイミングを見誤ってしまうことがあります。そのため、予後ではなく、患者さんや家族の「ニーズ」の有無によって緩和ケアの介入を考える視点を持つことが極めて重要です。

ニーズアセスメントの方法

　重要なのは予後ではなく、緩和ケアニーズのアセスメントを行うタイミングを知ることです。ニーズアセスメントのタイミングという視点で考えると、終末期だけでなく心不全の幅広いステージでそのタイミングがあることに気づきます。ニーズアセスメントを行うタイミングは（**図5**）[9]のように大きく分けて3つあります。この中で最も重要なのは心不全入退院時でしょう。また、症状が安定していても年に1回程度はアセスメントをすることも良いでしょう。例えば新年最初の受診時や誕生日などは良いきっかけになるでしょう。また、心不全患者さんにとってセルフケアの質は予後に直結します。逆を言えば"セルフケアが自分でできなくなってきた"というのは、フレイルの進行や介護者負担の増加を反映しており、大事なアセスメントのタイミングといえます。

　アセスメントのタイミングをキャッチしたら、次に行うのは包括的評価です。表だった苦痛症状以外にも、患者さんはさまざまな苦痛を抱えており、それがきちんと表出できていないことも数

①心不全の病みの軌跡が大きく変化する時
　心不全が進行した徴候や症状を認めた時

②心不全定期フォローアップ時
　定期的なフォローアップ時（安定時でも少なくとも年1回）

③患者・家族関連の因子

| 家族や介護者に過度な負担 | 自殺や安楽死の希望 | 家族やケアチームからの要請 |

| 周囲環境の変化
（配偶者や介護者の病気・死亡など） | セルフケア能力の低下 |

図5 緩和ケアニーズを「いつ」評価するか？　　　　　（文献9より改変）

用語解説

IPOS（Integrated Palliative care Outcome Scale）[30]

　代表的なPROMsであり、「身体症状」「不安や心配、抑うつ」「スピリチュアリティ」「患者と家族のコミュニケーション」「病状説明の十分さ」「経済的、個人的な気がかりに対する対応」から構成されています。

ナースの目

治療が継続されている意味を理解する

　薬物治療の調整は主に医師の仕事ですが、看護師も「治療が継続されている意味」を医師と共有し、薬物投与がもたらす不利益と利益に目を配ることで、その目的に応じた支援が可能になります。

多くあります。そのため、患者さんの主観的な苦痛アセスメントを包括的に行うためには、患者報告アウトカム尺度（PROMs）のようなツールが役に立ちます。代表的なPROMsとしてエドモントン症状評価システム改訂版（Edmonton Symptom Assessment System：ESAS-r）、IPOS（Integrated Palliative Care Outcome Scale）などが知られています。アセスメントの結果を元に問題点の抽出と整理を行い、苦痛症状や社会的問題、精神心理的問題などに対する多職種サポートや、必要な意思決定支援・advance care planning（ACP）を考えていきましょう。

心不全治療を見直そう

　適切な心不全治療が、予後改善だけでなく症状緩和になるということが心不全緩和ケアの大きな特徴であり、緩和ケアを考える時に「最善の心不全治療がなされているか？」という視点を持ちつづけることは重要です。利尿薬や強心薬を投与することで症状の改善が見込めるのであれば、薬物投与による不利益が利益を上回るまで継続を考え、時に最後まで投与されることもあります。適切な治療を行っているにもかかわらず、強い呼吸困難感や疼痛、身の置き所のない倦怠感などの改善が乏しい場合は、医療用麻薬（例：リン酸コデイン10～20mg/回、塩酸モルヒネ2.5～5mg/回）や、日本緩和医療学会の「がん患者の治療抵抗性の苦痛と鎮静に関する基本的な考え方の手引き　2018年版」[31]に準じた緩

和的鎮静薬（例：ミダゾラム）の使用が検討されることもあります。

Advance care planning と意思決定支援を意識しよう

緩和ケアで抽出すべきもう一つの問題は意思決定にまつわる問題でした（図1）[9]。

その中で意思決定能力が低下する前に、患者さんや家族が望む治療と生き方を医療者が共有し、事前に対話しながら計画するプロセスを示す ACP が注目されています[29]。"いざという時の話"となると、DNAR（Do Not Attempt Resuscitation）の取得などに目が行きがちですが、ACP では人生と医療の両方に対する希望や目標を明確化するだけでなく、「なぜその選択をするのか？」という患者本人の根底にある価値観や、そこに至るまでのプロセスを共有することが重要と考えられます。図5 [9] に示した緩和ケアニーズのアセスメントを行うタイミングは、そのまま ACP のプロセスを進める／見直すタイミングだと考えて良いでしょう。

ACP は病状が進行するにつれてその内容はより深く、"いざという時"に備えた具体的なものになっていきます。ACP の話し合いでは一つ一つの治療手段の是非というよりも、患者さんの価値観に沿ったゴールを目指すために何が必要かという視点で話し合うことが重要です。患者さんにとっての最善のゴールは患者自身の価値観に基づくものであり、個別性が高いものです。また、ACP は時間経過や病状の中で変わりゆくものです。一度決めたことが絶対ではありません。その変化に寄り添うことが重要です。一度の ACP であらゆることを話し合う必要はありません。日々の診療の中で価値観や病状の理解などを少しずつ共有することも ACP です。ただし、予後や"もしもの時"のことなど、より具体化した ACP の内容を話す時には必ず「心の準備」を確認することが大切です。最も良い経過を期待しながら、最悪な事態にも備える（Hope for the best, Prepare for the worst）コミュニケーションを心がけると、患者さんは感情的に圧倒されずに予後や終末期などの話がしやすくなると言われています。また、話し合いの中で患者側から感情的な反応を見せた場合は、必ずその感情

用語解説

DNAR（Do Not Attempt Resuscitation）

患者本人または患者さんの利益にかかわる代理者の意思決定をうけて心肺蘇生法を行わないことを示します。

ナースの目

その人らしく人生を生き抜くための支援

ACP は暗い話ではありません。その人らしく人生を生き抜くための前向きな話し合いです。「最も良い経過を期待しているのですが、"もしも"の場合にも備えておきませんか？」というスタンスを心がけましょう。

ナースの目

精神心理面のフォローも忘れずに

ACP は時に侵襲的になりうることを認識することが大事です。終末期の話し合いを「強制」してはいけません。看護師は患者さんや家族の表情、言動を注意深く観察し、面談後の精神心理的フォローも忘れずに行ってください。

に反応しましょう。それがお互いの信頼を深めるきっかけになります。

　ACP を重ねることで、現実とズレた希望を抱くのでも、未来に絶望的になるのでもなく、今まで治療だけに向かっていた視点を目の前の達成可能な希望に移すことができれば、終末期に至っても人生を諦めるのではなく、"人生を受け入れる"ことが可能になると考えます。また、心不全患者さんは疾患経過の中でさまざまなリスクを伴う治療（外科的治療、デバイス治療、腎代替療法など）に関する意思決定も求められます。終末期に限らず緩和ケアにおいて意思決定支援は大事な役割の一つであり[32]、患者さんに適応可能な治療選択肢を示しつつ、患者さんの意向に寄り添いながら適切な治療選択を支援していくことが重要です。

❼ 心不全多職種管理と緩和ケアは統合されるべき！？

心不全チーム医療と緩和ケアの関係

　多職種チーム医療は現代の心不全診療に不可欠です。その中で緩和ケアは、コミュニケーションの強化や苦痛緩和、ACP などに焦点を当てることで、これまでの心不全チーム医療を補う存在となります。 図6 [33] に示すように、心臓リハビリテーションのような心不全疾病管理システムの一つとして、治療経過の中に緩和ケアを「統合」させていかなければならない[34, 35]と考えます。

基本的緩和ケアと専門的緩和ケア

　では循環器スタッフがどの程度まで緩和ケアに携わっていけば良いのでしょうか？ その理解の鍵となるのは、「基本的緩和ケア」という考え方です。緩和ケアは基本的緩和ケアと専門的緩和ケアに分類されます（ 図7 ）[36]。基本的緩和ケアの役割として、①緩和ケアのニーズを評価すること、②基本的な身体的苦痛の緩和やメンタルケアの提供、③病みの軌跡の共有と Advance care planning、④適宜専門的緩和ケアにコンサルトする能力などが挙げられます[37〜41]。一方で、難治性の症状管理、困難な意思決定支援やコミュニケーションなどに直面した時など、複雑な問題

	心不全の進行 →	
身体的サポート	予後改善のための心不全治療（標準的薬物治療、侵襲的治療など）	
	身体症状緩和（痛み、呼吸困難、倦怠感、不眠、食欲不振、治療に伴う副作用）	
	代替医療（患者の希望に応じて）	
	心臓リハビリテーション、栄養管理	
心理社会的サポート	生活の質（Quality of life）の向上を目指す視点	
	社会環境調整（保険、医療費補助など）	社会環境調整（在宅医療など）
	スピリチュアルケア	
	抑うつ、不安への対処	
コミュニケーション	チーム間の情報共有と患者-医療者間の誠実でオープンな関係性の維持	
	Shared descision making、ケアのゴールに関する話し合い	
	罹患疾患に対する理解の確認	予後に対する話し合い（患者の希望に合わせて）
		死への恐怖や気がかりへの対処
Advance care Planning	患者自身の希望や価値観の共有、代理意思決定者の選定	患者の希望やケアの目標の話し合い
		終末期に関する話し合い（療養場所や蘇生に関する希望、症状緩和、治療の差し控え、デバイスの停止など）
心不全患者教育	セルフケア教育（服薬アドヒアランス、食事療法、運動療法）	
	心不全の「病みの軌跡」の特徴に対する理解	
介護者のケア	患者と介護者の関係性の構築、患者の意思の共有	
	介護者の疲労やバーンアウトの回避	
	経済的損失の回避	
	グリーフケア	

図6 心不全多職種疾病管理と緩和ケアの統合　　　　　（文献 33 より改変）

に対処する必要がある時には既存の緩和ケアチームをはじめとした専門的緩和ケアへの相談を検討します。

　わが国は緩和ケア専門家の数が非常に限られており、専門的緩和ケアへのアプローチが十分に確保できない医療環境が少なくありません。まずは看護師を含む循環器スタッフ自身が「治療と共に基本的緩和ケアありき」の心不全多職種診療を行い、限られた

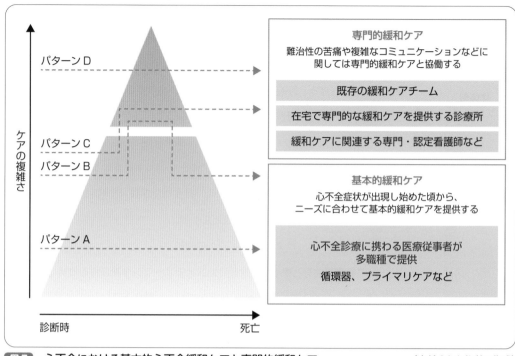

図7 心不全における基本的心不全緩和ケアと専門的緩和ケア　　　　（文献36を参考に作成）

専門的緩和ケアのリソースをうまく活用しながら、幅広く心不全患者さんに緩和ケアを提供していくことが必要なのです。

⑧ 心不全の緩和ケアにおける 看護師の役割

≡ 看護師は思いや価値観を聞きやすいポジション

　看護師は患者さんやその家族と接する時間が長く、患者さんの価値観や思いを聞きやすい立場にあります。必ずしも「思いを聞こう」と構える必要はありません。例えば、患者さんと短時間でも密接に関わることができる処置や清拭、搬送などが、患者さんといろいろな話をするきっかけになった経験はみなさんにもあると思います。そういった時の何気ない会話の中にも、患者さんの思いや価値観が散りばめられており、「なぜそう思うのか？」「どうしたら（誰につなげたら）よいか？」などを考えながらケアを行うことにもつながります。

　また、患者さんの思いに自分で応えなければいけないと思わず、まずは患者さんの気持ちに寄り添いながらチームと問題を共有し、

対応を考えていきましょう。なかなか思いを表出してくれない患者さんに対しては、「あなたのことを心配している、支援したいと考えている」と率直に伝えてみてもいいかもしれません。単に医療的な問題点だけでなく、是非疾患に対する思いや現在の生活環境、誰が見舞いに来ているかなどの情報をカルテに記録しましょう。そのような記録の積み重ねは、その後のACP・意思決定支援において非常に重要な情報になります。

　看護師が意思決定支援を行うことにおいて重要なのは、患者さんとその家族の権利を守る代弁者となることです。これはアドボカシー（advocacy）と言われています。アドボカシーとは権利擁護や代弁という意味であり、看護師は患者家族のアドボケート（権利擁護、代弁者）として患者さんの権利を守り、価値観や思いが医療に反映されるように支援することが重要です。そのためにも、看護師は可能な限り情報を伝えられる場や意思決定がなされる場に同席する必要があります[42]。

☰ 家族ケアも大事

　WHOの緩和ケアの定義では、患者さん本人と共にその家族も緩和ケアの対象としています。心不全はがんと比較して罹患期間が長く、ケアを担う家族の負担も長期にわたる場合が多くあります。また、複雑な意思決定における家族の負担は大きく、困難な意思決定がグリーフ期の抑うつや長引く悲嘆などにつながることが知られています[43]。看護師は家族の抱える問題やニーズにいち早く気づくことのできる立場にあります。意思決定においては本人の意思や価値観が最も優先されること、もし意思決定能力が損なわれてしまっても患者さんの推定意思が重視されることを伝えつつ、家族に過度な意思決定の負担がかからないように丁寧なコミュニケーションを重ねることが重要です。

☰ 看護師がチームの中心に

　そして、ぜひ看護師がチームの中心になりましょう。もともと多職種と関わる機会の多い看護師は、チームのコーディネータとして最適ですし、看護師がチームの中心になると、その他のメディカルスタッフも意見を出しやすい環境が生まれます。筆者の勤

ナースの目

患者さんの思いを家族と共有する

　患者さんが人生において何を大事にしているか、今後どうしていきたいかなど患者さんの思いが家族（代理意思決定者となる方）に伝わっていない場合が多くあります。家族も同席してもらいながらACPを重ね患者さんの思いを共有していくことが大事です。

ナースの目

緩和ケアを継続していくために

　患者さんが在宅での療養を継続する時は外来看護師との連携、ケアマネージャや訪問看護師、在宅医などとの地域連携も重要になります。在宅でも緩和ケアを継続していくために、病状に関する情報だけでなく、患者さんや家族の療養に対する考え方や価値観といった情報も共有することが大切です。

務する施設でもチームカンファレンスの司会を医師から看護師に変えたことで、議論が劇的に活性化するようになりました。

⑨ おわりに

　心不全の緩和ケアの実践において"このようにしなくてはならない"という決まった型のようなものはありません。重要なのは患者さんの「最善の目標」を考え、その目標に必要な治療やケアを合わせていくという姿勢です。患者さんや家族、その地域で利用可能な医療資源、さらには社会のニーズに合わせてその形はさまざまに変化するものであり、それこそが多職種で実践するチーム医療の醍醐味であると言えます。

引用・参考文献

1) 日本心不全学会ガイドライン委員会. 高齢心不全患者の治療に関するステートメント. http://www.asas.or.jp/jhfs/pdf/Statement_HeartFailurel.pdf（2023 年 11 月閲覧）

2) 日本循環器学会 / 日本心不全学会. 急性・慢性心不全診療ガイドライン（2017 年改訂版）. https://www.j-circ.or.jp/cms/wp-content/uploads/2017/06/JCS2017_tsutsui_h.pdf（2023 年 11 月閲覧）

3) Heidenreich, PA. et al. 2022 AHA/ACC/HFSA Guideline for the Management of Heart Failure : A Report of the American College of Cardiology/American Heart Association Joint Committee on Clinical Practice Guidelines. Circulation. 145（18）, 2022, e895-e1032. doi : 10.1161/cir.0000000000001063.

4) WHO. Palliative care. http://www.who.int/cancer/palliative/definition/en/（2023 年 11 月閲覧）

5) 日本緩和医療学会. 「WHO（世界保健機関）による緩和ケアの定義（2002）」定訳. https://www.jspm.ne.jp/information/WHO/index.html（2023 年 11 月閲覧）

6) 日本老年医学会. 高齢者ケアの意思決定プロセスに関するガイドライン：人工的水分・栄養補給の導入を中心として. https://www.jpn-geriat-soc.or.jp/proposal/guideline.html（2023 年 11 月閲覧）

7) 日本学術会議臨床医学委員会老化分科会. 提言 超高齢社会のフロントランナー日本：これからの日本の医学・医療のあり方. http://www.scj.go.jp/ja/info/kohyo/pdf/kohyo-22-t197-7.pdf（2023 年 11 月閲覧）

8) Mizuno, A. et al. The Essence of Palliative Care Is Best Viewed as the "Problematization". J Palliat Med. 22（1）, 2019, 6. doi : 10.1089/jpm.2018.0501.

9) Sobanski, PZ. et al. Palliative care for people living with heart failure : European Association for Palliative Care Task Force expert position statement. Cardiovasc Res. 116（1）, 2020, 12-27. doi : 10.1093/cvr/cvz200.

10) Richmond, C. Dame Cicely Saunders. BMJ. 331（7510）, 2005, 238.

11) Saunders, CM. The management of terminal illness. 2nd ed. London, Edward Arnold, 1985.

12) Moens, K. et al. Are there differences in the prevalence of palliative care-related problems in people living with advanced cancer and eight non-cancer conditions? A systematic review. J Pain Symptom Manage. 48（4）, 2014, 660-77.

13) Solano, JP. et al. A comparison of symptom prevalence in far advanced cancer, AIDS, heart disease, chronic obstructive pulmonary disease and renal disease. J Pain Symptom Manage. 31（1）, 2006, 58-69. doi : 10.1016/j.jpainsymman.2005.06.007.

14) Bekelman, DB. et al. Symptoms, depression, and quality of life in patients with heart failure. J Card Fail. 13（8）, 2007, 643-8.

15) Saczynski, JS. et al. Patterns of comorbidity in older adults with heart failure : the Cardiovascular Research Network PRESERVE study. J Am Geriatr Soc. 61（1）, 2013, 26-33. doi : 10.1111/jgs.12062.

16) Cacciatore, F. et al. Frailty predicts long-term mortality in elderly subjects with chronic heart failure. Eur J Clin Invest. 35（12）, 2005, 723-30. doi : 10.1111/j.1365-2362.2005.01572.x.

17) Zuccala, G. et al. The effects of cognitive impairment on mortality among hospitalized patients with heart failure. Am J Med. 115（2）, 2003, 97-103.

18) Rutledge, T. et al. Depression in heart failure a meta-analytic review of prevalence, intervention effects, and associations with clinical outcomes. J Am Coll Cardiol. 48（8）, 2006, 1527-37. doi : 10.1016/j.jacc.2006.06.055.

19) Moraska, AR. et al. Depression, healthcare utilization, and death in heart failure : a community study. Circ Heart Fail. 6（3）, 2013, 387-94. doi : 10.1161/circheartfailure.112.000118.

20) Wu, JR. et al. Medication Adherence, Depressive Symptoms, and Cardiac Event-Free Survival in Patients with Heart Failure. J Card Fail. 19 (5), 2013, 317-24. doi : 10.1016/j.cardfail.2013.03.010.

21) Hersh, AM. et al. Postdischarge environment following heart failure hospitalization : expanding the view of hospital readmission. J Am Heart Assoc. 2 (2), 2013, e000116. doi : 10.1161/jaha.113.000116.

22) Harding, R. et al. Meeting the communication and information needs of chronic heart failure patients. J Pain Symptom Manage. 36 (2), 2008, 149-56. doi : 10.1016/j.jpainsymman.2007.09.012.

23) Lemond, L. et al. Palliative care and hospice in advanced heart failure. Prog Cardiovasc Dis. 54 (2), 2011, 168-78. doi : 10.1016/j.pcad.2011.03.012.

24) 厚生労働省. 診療報酬の算定方法の一部改正に伴う実施上の留意事項について. 保医発 0305 第 1 号 平成 30 年 3 月 5 日. https://kouseikyoku.mhlw.go.jp/kyushu/iryo_shido/documents/06_0305.pdf（2023 年 11 月閲覧）

25) 日本循環器学会 / 日本心不全学会. 2021 年 JCS/JHFS ガイドライン フォーカスアップデート版 急性・慢性心不全診療. https://www.j-circ.or.jp/cms/wp-content/uploads/2021/03/JCS2021_Tsutsui.pdf（2023 年 11 月閲覧）

26) Lynn, J. Perspectives on care at the close of life. Serving patients who may die soon and their families : the role of hospice and other services. JAMA. 285 (7), 2001, 925-32.

27) Allen, LA. et al. Discordance between patient-predicted and model-predicted life expectancy among ambulatory patients with heart failure. JAMA. 299 (21), 2008, 2533-42. doi : 10.1001/jama.299.21.2533.

28) Anzai, T. et al. JCS/JHFS 2021 Statement on Palliative Care in Cardiovascular Diseases. Circ J. 85 (5), 2021, 695-757. doi : 10.1253/circj.CJ-20-1127.

29) Allen, LA. et al. Decision making in advanced heart failure : a scientific statement from the American Heart Association. Circulation. 125 (15), 2012, 1928-52.

30) Sakurai, H. et al. Validation of the Integrated Palliative care Outcome Scale (IPOS) : Japanese Version. Jpn J Clin Oncol. 49 (3), 2019, 257-62. doi : 10.1093/jjco/hyy203.

31) 日本緩和医療学会ガイドライン統括委員会編. がん患者の治療抵抗性の苦痛と鎮静に関する基本的な考え方の手引き 2018 年版：苦痛緩和のための鎮静に関するガイドライン 2010 年版：改訂・改題. 東京, 金原出版, 2018, 176p.

32) LeMond, L. et al. Palliative care and decision making in advanced heart failure. Curr Treat Options Cardiovasc Med. 17 (2), 2015, 359. doi : 10.1007/s11936-014-0359-5.

33) Fendler, TJ. et al. Team-based Palliative and End-of-life Care for Heart Failure. Heart Fail Clin. 11 (3), 2015, 479-98.

34) McIlvennan, CK. et al. Palliative care in patients with heart failure. BMJ. 353, 2016, i1010. doi : 10.1136/bmj.i1010.

35) Lewin, WH. et al. Integrating palliative care into routine care of patients with heart failure : models for clinical collaboration. Heart Fail Rev. 22 (5), 2017, 517-24. doi : 10.1007/s10741-017-9599-2.

36) Pallium Canada. Who Provides Palliative Care. https://pallium.ca/resourceapp/#who-provides（2023 年 11 月閲覧）

37) Kavalieratos, D. et al. Palliative Care in Heart Failure : Rationale, Evidence, and Future Priorities. J Am Coll Cardiol. 70 (15), 2017, 1919-30. doi : 10.1016/j.jacc.2017.08.036.

38) Gelfman, LP. et al. Primary palliative care for heart failure : what is it? How do we implement it? Heart Fail Rev. 22 (5), 2017, 611-20. doi : 10.1007/s10741-017-9604-9.

39) Munoz-Mendoza, J. Competencies in palliative care for cardiology fellows. J Am Coll Cardiol. 65 (7), 2015, 750-2. doi : 10.1016/j.jacc.2014.12.030.

40) Goodlin, SJ. Palliative care in congestive heart failure. J Am Coll Cardiol. 54 (5), 2009, 386-96. doi : 10.1016/j.jacc.2009.02.078.

41) Quill, TE. et al. Generalist plus specialist palliative care : creating a more sustainable model. N Engl J Med. 368 (13), 2013, 1173-5. doi : 10.1056/NEJMp1215620.

42) Rassin, M. et al. Caregivers' role in breaking bad news : patients, doctors, and nurses' points of view. Cancer Nurs. 29 (4), 2006, 302-8.

43) Shinada, K. et al. Caregiver experience with decision-making difficulties in end-of-life care for patients with cardiovascular diseases. J Cardiol. 79 (4), 2022, 537-44. doi : 10.1016/j.jjcc.2021.11.001.

（柴田龍宏／本山公子）

4 心不全の在宅医療とは?

① はじめに

　わが国における高齢化は、65 歳以上の高齢者数が、2025 年には 3,657 万人となり、2042 年にはピークを迎えると予想され、75 歳以上後期高齢者数も同時に増加し、2055 年には全人口の 25%を超えることが予想されています[1]。同時に、心不全の罹患率は高齢になるほど高くなり、心不全患者数の増加と共に、心不全が患者さんの日常生活動作などを障害し、日常生活困難者や、介護負担増を巻き起こし、社会的負担の観点からも、看過できない問題となりつつあります。

　心不全の社会的問題化は「心不全パンデミック」として認知されており、医療者以外の関心も高くなりつつあります。他方で、このような社会の病気としての側面を持ち合わせている心不全の包括管理は、再入院の多い「心不全」が医療経済を圧迫する事実や、病院を中心とした従前の治療現場では、継続的な対応が困難となってきたことから、「病院」中心の管理から「在宅」を視野に入れた管理へシフトしつつあります。同時に、国策として入院ベッド数が削減されており、医療圏の機能分化強化と併せて「心不全の患者さん」が地域へ積極的に戻される仕組みが形成されつつあります。このような背景の中で、医療・介護システムは変革を余儀なくされており、われわれ医療者が知らなくてはならない知識は、日々アップデートされています。本稿では、現在の最新の知識の整理はもちろん、仕組みを解説することで、より理解がすすみ、自分自身の頭でものごとが考えられるよう工夫した構成に留意しました。

② 在宅医療とは？

　在宅医療においては、病気や障害があっても患者さん・家族が望む生活が続けられ、社会とのつながりを継続できるよう、本人と家族、医療・介護保険サービス、その他地域サポートを組み合わせ支援する必要があります。医療とは、医師が「医療行為」を提供すると捉えられがちですが、在宅医療では医師の行う「医療行為」は極めて限定的であり、医療専門職のみならず、介護や地域包括事業を支える、さまざまな多職種が、在宅医療では重要であり、連携と役割分担、時に時間軸に沿って役割や割合を変えながら、患者さん、患者家族と共に並走しながらサポートにあたる姿が、より実際的な地域包括ケアの中での訪問診療です。さまざまな職種（多職種連携）の有益性を享受するためには、さまざまなサービス・制度を理解し、現行の医療法制下でそれらを有効に活用する必要があります。これより、その具体的なサービスや制度を解説します。

≡ 訪問診療・往診

　医師が直接自宅に訪問し診察を行うサービスには「訪問診療」や「往診」があり、往診の中には「緊急往診」があります。これらは一般的に混同されやすく、医療従事者においても十分な理解されているとは言い難いのが現状です。

　訪問診療とは、具合が悪くなった時に都度医師が診察するのではなく、計画的な医学管理のもとの定期的な診療を行い、病気の治療だけを目的とせず、病状の安定を図り入院が必要な状態を回避する役割があります。訪問診療契約者は定期訪問に加え緊急時は 24 時間 365 日体制で、必要に応じて往診や緊急往診し、高度医療が必要と判断した場合には、医療連携を図り適切な医療機関へ情報提供・搬送を行うこともできます。

　一方で、往診とは、急変や緊急時に患者さん・家族の要請に対して訪問し臨時的に行われる診察のことであり訪問診療とは明確に区別されます（**表1**）。往診は緊急診療ではなく場合によっては診察まで 2 時間以上かかることもあり、重大な状況が予想される場合（脳血管障害・急性冠症候群・急性腹症）は、できるだけ

ナースの目

　訪問診療で定期的な健康管理を行い、突発的な状態変化時は往診で対応することで入院が回避され、不必要な救急要請を減らすことが可能です。住み慣れた場所で長く生活できるだけでなく、医療経済の負担を軽減することができます。

表1 訪問診療と往診の違い

	説　明
訪問診療	計画的な医学管理下に定期的に療養先に訪問して診療、処方、健康管理を行うもの。月に1回から可能で、患者の状態に合わせて訪問頻度を設定する。外来でいえば予約診療に近い。在宅における治療のみならず、患者の健康増進なども含まれており、将来的な日本における医療費高騰に対する抑制の切り札ととらえる向きもある。
往診	急な体調の変化など突発的な事態に対して、要請に基づき臨時訪問し診療を行うもの。医療保険に加入している全ての人に実施可能であるが、訪問診療の契約を行っている患者のみを対象とする診療所が多い。外来でいえば予約外診療に近い。

早く患者宅に訪問するため予定診療を中断・調整し診察に向かう緊急往診としてさらに区別されます。これらは、古くは昭和の時代に、医師が往診バッグを抱えて患者宅へ出向くイメージがテレビドラマなどでも度々登場したことから、現在でも「往診」を「訪問診療」と混同し、「具合が悪くないのに忙しい医師に自宅に来てもらうのは、気が引ける」との認識につながっており、特に訪問診療適齢期となった昭和生まれの患者さんが多い日本独特の誤解と著者らは日々感じています。克服には丁寧な説明と、理解が必要と考えています。

　訪問診療の対象者は自宅や介護保険施設などで療養し、通院が困難な方とされ、

①病気や障害などにより歩行が困難な場合

②人工呼吸器などを装着しており移動が困難な場合

③認知症などで介助なしには通院が困難な場合

④終末期療養で全身状態が不安定な場合

　で、さまざまな原因で通院が困難であっても適切な医療を受けることが可能となります。

　病院や診療所と比較して検査や治療の選択肢に制限はあるものの、採血検査、動脈血液ガス分析検査、心電図検査、心臓超音波検査や点滴による薬物治療に加え、HOT（在宅酸素療法）やNPPV（非侵襲的陽圧換気）、膀胱留置カテーテル、中心静脈栄養などが可能となります。

訪問看護

　訪問看護は、多くが保険制度を利用しサービスが提供されますが、利用者の疾患や病態に応じて介護保険か医療保険が利用され、どちらの場合においても利用者の主治医から発行された指示書のもとサービスを提供することができます。訪問看護は制度上、介護保険が優先されますが、

①主治医から「訪問看護特別指示書」が発行された場合
②「厚生労働省が定める疾病等別表第 7」（ 表2 ）[2] に該当した場合
③介護認定を受けていない場合

　は医療保険で介入することになります。2019 年度介護報酬改定では、介護保険利用の場合、介護認定の段階ごとに「区分支給限度額」（ 表3 ）[3] が定められており、介護支援相談員（ケアマネジャー）が限度額範囲内で作成したケアプランに沿って、訪問看護計画書を作成してサービスを提供します。そのため訪問看護は、療養者と接する機会は断続的で、その他支援サービスや家族介護力を踏まえ、安定した生活が維持できるか評価し、適切に連携を図ることが求められます。

介護保険制度

　介護保険の被保険者は 65 歳以上の方（第 1 号被保険者）と、40 歳から 64 歳までの医療保険介入者（第 2 号被保険者）に分けられます（ 表4 ）[4]。第 1 号被保険者は、原因を問わず要介護

ナースの目

　高齢者は複数の疾患を抱えていることが多く、看護師は患者さんが訴える症状や徴候から身体的変化を察知できるようフィジカルアセスメントは必須のスキルと言えます。

表2　厚生労働大臣が定める疾病等

①末期の悪性腫瘍
②多発性硬化症
③重症筋無力症
④スモン
⑤筋萎縮性側索硬化症
⑥脊髄小脳変性症
⑦ハンチントン病
⑧進行性筋ジストロフィー症
⑨パーキンソン病関連疾患
　〔進行性核上性麻痺、大脳皮質基底核変性症、パーキンソン病（ホーエン・ヤールの重症度分類がステージ 3 以上であって、生活機能障害度がⅡ度またはⅢ度のものに限る）〕
⑩多系統萎縮症（線条体黒質変性症、オリーブ橋小脳萎縮症およびシャイ・ドレーガー症候群）
⑪プリオン病
⑫亜急性硬化性全脳炎
⑬ライソゾーム病
⑭副腎白質ジストロフィー
⑮脊髄性筋萎縮症
⑯球脊髄性筋萎縮症
⑰慢性炎症性脱髄性多発神経炎
⑱後天性免疫不全症候群
⑲頸髄損傷
⑳人工呼吸器を使用している状態

（文献 2 より）

表3 2019年介護報酬改訂の支給限度額

	支給限度額（円）【見直し後】	支給限度額（円）【現行】
要支援1	50,320	50,030
要支援2	105,310	104,730
要介護1	167,650	166,920
要介護2	197,050	196,160
要介護3	270,480	269,310
要介護4	309,380	308,060
要介護5	362,170	360,650

（注）額は介護報酬の1単位を10円として計算。　　　　　　（文献3より）

表4 介護保険被保険者の概要

	65歳以上の方 （第1号被保険者）	40歳から64歳の方 （第2号被保険者）
対象者	65歳以上の方	40歳以上65歳未満の健保組合、全国健康保険協会、市町村国保などの医療保険加入者（40歳になれば自動的に資格を取得し、65歳になる時に自動的に第1号被保険者に切り替わります。）
受給要件	・要介護状態 ・要支援状態	・要介護（要支援）状態が、老化に起因する疾病（特定疾病）による場合に限定。
保険料の徴収方法	・市町村と特別区が徴収（原則、年金からの天引き） ・65歳になった月から徴収開始	・医療保険料と一体的に徴収 ・40歳になった月から徴収開始

（文献4より）

認定又は要支援認定を受けた時に介護サービスを受けることができ、第2号被保険者は加齢に伴う疾病（特定疾患）（**表5**）[4]が原因で要介護（要支援）認定を受けた時に介護サービス（**表6**）を受けることができます。

≡ 訪問介護

　訪問介護の仕事内容はさまざまな種類があり、掃除・洗濯・料理・買い物などの生活援助、排泄や入浴介助などの身体介護、通

表5　要介護状態が老化に起因する疾病（特定疾患）

①がん（末期）	⑨脊柱管狭窄症
②関節リウマチ	⑩早老症
③筋萎縮性側索硬化症	⑪多系統萎縮症
④後縦靱帯骨化症	⑫糖尿病性神経障害、糖尿病性腎症および糖尿病性網膜症
⑤骨折を伴う骨粗鬆症	
⑥初老期における認知症	⑬脳血管疾患
⑦進行性核上性麻痺、大脳皮質基底核変性症およびパーキンソン病	⑭閉塞性動脈硬化症
	⑮慢性閉塞性肺疾患
⑧脊髄小脳変性症	⑯両側の膝関節または股関節に著しい変形を伴う変形性関節症

（文献4より）

表6　さまざまな介護保険サービス

居宅サービス（訪問・通所・短期入所）	
自宅で暮らす利用者を訪問あるいは受け入れて提供するサービス	
訪問サービス	利用者の自宅を訪問して、おもに身の回りの世話や生活援助を行う（訪問介護、訪問看護・リハなど）
通所サービス	利用者を日中施設に受け入れて介護サービスを提供する（デイサービスなど）
短期入所サービス	利用者を30日以内の期間施設に受け入れて介護サービスを提供する（ショートステイ）

居宅サービス（その他）	
有料老人ホームでの介護やケアプラン作成などのサービス	
特定施設入居者生活介護	有料老人ホームなどで暮らす利用者に介護サービスを提供する
居宅介護支援	利用者の状況に応じてケアプランを作成して事業者を紹介し、見守る
	ケアプランの作成は要支援の場合は地域包括担当者、要介護の場合はケアマネジャーが担当する
住宅改修・福祉用具	生活環境の改善のため、住居を改修したり、福祉用具を貸与・販売を行う

施設サービス
介護老人福祉施設や介護老人保健施設などで提供されるサービス

地域密着型サービス
地域で暮らす高齢者に小規模な事業所が提供するサービス

地域支援事業
地域で暮らす高齢者に市町村が主体となり提供する。訪問介護員（ヘルパー）、ボランティアや保健師などが提供する訪問サービス

院や行政機関へ移動する際などの通院等乗降介助の3つに区分されます。身体介護の中には服薬介助や食事介助も含まれるため、

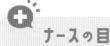
介護サービスはケアマネ
ジャーが舵を取って、患者
さん・家族の介護負担軽減
を図っています。医療的側
面も共有し、より良い在宅
療養を行えるようサポート
していく必要があります。

服薬アドヒアランスの向上や栄養状態の維持・改善も担っていま
す。介護職員は、他の介護サービスより患者さんと接する時間が
長いため、家族や患者さんにとっても身近な存在といえ、医療者
では知り得ない患者さんの歴史を知っていることがあり、その情
報は医療方針にも影響を与えます。また平成 24 年 4 月の法改正
により一定の研修を終了した介護職員は、「喀痰吸引」や「経管
栄養」が可能となり、介護職が担う支援の幅が広がったことで在
宅療養においての役割は増えてきています。

▤ 訪問入浴介護

身体の清潔の保持、心身機能の維持回復を図り、利用者の生活
機能の維持または向上を目的として実施されます。看護職員と介
護職員が利用者宅を訪問し、持参した浴槽によって入浴の介護を
行います。

❸ 心不全患者の在宅支援

高齢化が進む中で、循環器病罹患患者数も多くなり、特にさま
ざまな循環器疾患の最終病型である「心不全」の患者人口は増加
の一途をたどっています。疫学調査によると 2025 年ごろには人
口減少と相まって、日本の人口の約 1 ％が何らかの心不全症状を
有する患者さんに置き換わるとの報告もあります [5]。心不全患者
さんは、増悪と緩解を繰り返し、多くの case が頻回な入退院を
繰り返す特徴があります。心不全はその経過により、特に、心臓
の代償機能が保たれている場合は自覚症状がないため、生活上の
制限があることや、症状が改善すると今まで通りの生活ができる
と錯覚し予後不良の進行性疾患であると患者さんは理解しづらい
ものがあります。そのためがんや神経難病と異なり、患者さんと
医療者で病期の理解に乖離が起きやすく、在宅診療の移行タイミ
ングも難しくさせます。一方で、心不全そのものの予後はがんと
同程度、あるいはそれ以上に予後が悪いとの報告もあります [6]。
心不全在宅医療では心不全による再入院予防と末期心不全の緩和
が責務で、入退院を繰り返すうちに、フレイルが進行し元の療養
環境に戻れなくなることや、死生観にまつわる対話が不足したた

め、家族の判断が正しかったのか長年悔やむことになるような選択をさせてはなりません。病院の治癒率は在宅と比較して高いですが、高齢者の場合は入院による身体機能の低下、認知機能の低下は避けられないため、入院の妥当性を判断し、入院によるメリットの最大化、デメリットを最小化するためにも入院時から早期退院を意識した退院支援を実行しなければなりません。

　高齢者は急な状態悪化や認知機能の低下などで、意志決定能力が低下あるいは不可能となり本来の意向を十分に尊重できず、不本意な入院や治療につながることも多いため、意思決定が十分できるうちから患者さんの価値観や希望を把握・尊重し意思決定を支援していくことが重要となります。

☰ 退院支援[7]

　高齢心不全患者さんは継続的な医療管理が必要となり、再入院率も高いことから入院した段階でMSW（メディカルソーシャルワーカー）の介入が必要か否かスクリーニングを行い、早期から退院後の生活調整を視野に必要な療養支援を多職種で協議する必要があります。介護認定の新規申請や区分変更は結果が出るまでに1カ月程度かかり、入院した段階から必要な資源を想定します。場合によってはケアマネジャーに暫定（介護区分が確定する前に、予想される介護度での介護サービス）でケアプランの作成を依頼し、環境を調整することで、速やかな退院支援につなぐことができます。

　訪問診療や訪問看護は、病院から退院調整の依頼があった場合、速やかな対応が求められ、退院前カンファレンスの参加や、退院前に自宅を訪問し住環境を確認することで必要な社会資源が想定でき、患者さん・家族の不安軽減や関係性構築につながります。

☰ 意思決定支援

　疾患に関する知識や今後の見通しを十分説明した上で、患者さん・医療者間で情報を共有し、価値観、嗜好を考慮した意思決定支援を行わなくてはなりません。同じような病状でも患者さんの年齢や価値観によって受ける治療判断が適切かは異なり、

①医学的要因

② QOL（生活の質）

③患者さんの意向

④周囲の状況

　上記①〜④を勘案し医療方針は決定されるべきです。医療上の倫理判断においてエビデンスが果たす役割は 1/4 程度で、医療者には、患者さん自身から語りかけられるナラティブ（物語）を見つめる物差しが求められます [8]。在宅支援するスタッフ一人一人が本人から語られる存在となり初めて、ACP が効果的となります。治療や症状緩和をはかりながら、どこまで在宅で心不全治療ができるか常に妥当性を判断し患者さんの意思決定を十分に尊重し、一つの医療行為が禍根を残すことがないよう努めなければなりません。

☰　心不全教育・管理

　医療機関の機能分化による入院期間の短縮やコロナによる面会制限に伴い、患者さん・家族に対して入院中の心不全教育時間を十分確保できず、今後は一層在宅での患者教育が重要となります。日本人の平均的な食塩摂取量は一日 12g とも言われますが、慢性心不全における減塩目標は一日 6g 未満に設定され、減塩に取り組む心不全患者さんは、そうでない患者さんと比較して心不全による入院リスクは低く、心不全予防の観点からは減塩食が好ましいとされています [9]。しかし、在宅の現場では、高齢夫婦や独居などさまざまな社会背景から十分な食事管理ができず、惣菜やインスタント食品が食事のメインとなり、再入院を繰り返すことがあります。最近の配食サービスの中には、味付けや美味しく飽きがこない工夫がされている減塩食も増えて、腎臓病食や透析食などバラエティも豊富になっています。日常的な薄い味付けは食事の楽しみが減り、栄養状態の悪化につながるため、1 日 1 食宅食にする、お酒は 1 日ビール 1 缶など、どこまでを許容するかを患者さん・家族と話しあい設定していくことで食事管理の継続性につながります。

　高齢になると体温調整機能が低下しやすく、暑さや寒さを感じにくくなるため、夏場にクーラーを使用せず蒸し風呂のような環境で過ごしていることがあり、病院のような温度や湿度が調整さ

れた環境とは異なるため、生活環境や季節ごとに塩分、水分量や利尿薬を調整する必要があります。

　医療者が常にモニタリングしているわけではなく、血圧、脈拍、体重などの客観的指標や息切れなどの症状出現時は、患者さん・家族から医療者へ連絡ができることも重要となります。在宅の現場では医療者の介入は多くて週2回程度で、息切れや体重が増加した場合の相談方法をしっかり決めておかなければなりません。

　「息切れはあったけど休むとよくなるから経過を見ていた」「浮腫や体重が増えたけど食べ過ぎだと思っていた」など患者さんから聞くことがありますが、相談しなかったのには必ず原因があります。患者個々の生活背景を考慮した指導を行うことで、患者さん自らが問題点を理解し、気持ちを表出できるような環境や関係性構築とサポートを行うべきです。自己管理ができなかったことを自責することがないよう、これまでできていた自己管理を認めるプロセスが、患者さん自身の心不全の理解にもつながります。

　心不全治療薬は種類が多く、薬の飲み忘れが起こりやすいため、可能な限りシンプル化を目指すことが自立支援のポイントとなります。高齢になると1日2食である患者さんは多く、昼の服薬を忘れる傾向にあるため、内服の種類や、服用回数を減らせないかチームで検討し、患者さんの生活スタイルや要介護者（ヘルパーや訪問看護含む）に合わせた服薬時間設定を行います。訪問薬剤管理指導などのサービスを活用し、患者さん自身が処方された薬の服用意義を理解し、治療に積極的に参加することが重要となります。

地域連携

　国の施策として、団塊の世代が75歳以上となる2025年を目途に、重度な要介護状態となっても住み慣れた地域で自分らしい暮らしを人生の最期まで続けることができるよう、医療・介護・予防・住まい・生活支援の5つの要素が包括的に確保される体制（地域包括ケアシステム）の構築を推進しています（図1）[10]。疾患を抱えても自宅等住み慣れた生活の場で療養し、自分らしい生活を続けられるためには、地域における医療・介護関係機関が連携して、包括的かつ継続的な在宅医療・介護の提供を行う必要

ナースの目

　保険サービスの中に訪問薬剤管理指導というものがあり、在宅療養患者で通院が困難な場合、薬剤師が患者宅を訪問し、薬歴管理、服薬指導、服薬支援、薬剤の服薬・保管方法、残薬の確認を行い、結果を処方医やケアマネジャーに報告し、薬選択を提案することもあります。

ナースの目

　在宅では非医療者である家族や、ヘルパーが患者さんと接する時間も多く、医療者の常識にとらわれず言語を一般化し、受け手の目線に立って共有する必要があります。

ナースの目

　心不全治療は病状に応じて細やかな薬剤調整が必要となり、指示が変更となります。薬を選択・中止した理由や報告が必要な基準や方針を明解に共有する必要があります。

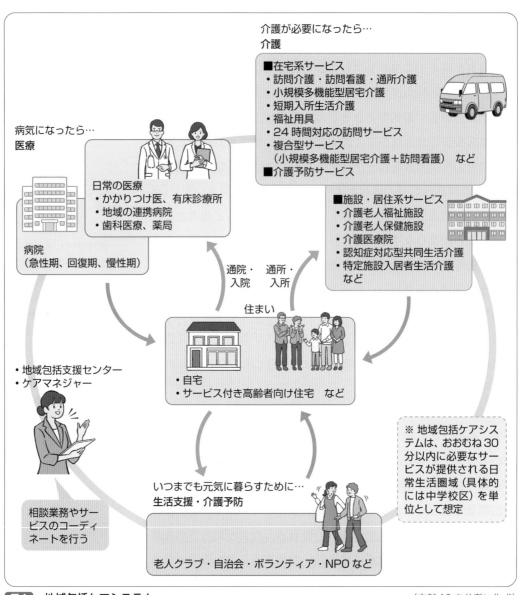

介護が必要になったら…
介護

■在宅系サービス
・訪問介護・訪問看護・通所介護
・小規模多機能型居宅介護
・短期入所生活介護
・福祉用具
・24時間対応の訪問サービス
・複合型サービス
　（小規模多機能型居宅介護＋訪問看護）など
■介護予防サービス

病気になったら…
医療

日常の医療
・かかりつけ医、有床診療所
・地域の連携病院
・歯科医療、薬局

病院
（急性期、回復期、慢性期）

■施設・居住系サービス
・介護老人福祉施設
・介護老人保健施設
・介護医療院
・認知症対応型共同生活介護
・特定施設入居者生活介護
など

通院・
入院

通所・
入所

住まい

・地域包括支援センター
・ケアマネジャー

・自宅
・サービス付き高齢者向け住宅　など

相談業務やサービスのコーディネートを行う

いつまでも元気に暮らすために…
生活支援・介護予防

老人クラブ・自治会・ボランティア・NPO など

※ 地域包括ケアシステムは、おおむね30分以内に必要なサービスが提供される日常生活圏域（具体的には中学校区）を単位として想定

図1　地域包括ケアシステム　　　　　　　　　　　　（文献10を参考に作成）

があります。在宅療養を支える機関として、地域の医療機関（訪問診療の実施）、在宅療養支援病院（急変時の一時的な受け入れ）、訪問看護事業所（医療機関と連携し、服薬管理等を行う）、介護サービス事業所（入浴介助や排泄介助等）などがあり、包括的なサービスを提供するためには関係各所との連携は必須となります。在宅患者さんの病気や障害の多くは根本的な治癒は困難であるため、病気や障害があっても、その場で生活が継続できるような支援が目的となります。医師による定期診療は月2回程度のため、

療養支援の主役は看護師や理学・作業療法士、介護職、ケアマネジャーなど「支援する力」を持つ地域多職種となり、在宅医療はフラットに目的を共有することで初めてチームとして機能します。事業所が異なるため共有手段が限られ、タイムリーに共有しづらいという問題はありますが、電話でのやり取りや連絡ノートの共有、サービス担当者会議を活用して情報共有や意見交換を行い、よりよい療養支援チームで考えていくことが必要です。地域包括担当者の中には、循環器・終末期医療や支援が専門でない方もいますが、事前に患者さん・家族の希望を共有し、同じ方向を向いて在宅医療をサポートしていくことで、独居の末期心不全患者さんも例外なく、自宅で過ごすことは可能となります。

急性増悪時の治療

心不全患者さんの再入院率は約3割で、退院後1カ月以内の割合が多いですが、在宅で非代償性心不全の治療を行うことで再入院率を減らすことが在宅診療を担う者の社会的使命です。高齢者にとってはフレイルの進行を助長することは致命的になることを念頭に置き、在宅治療か入院加療を選択するかを判断しなくてはなりません。

CS（クリニカルシナリオ）分類は急性非代償性心不全の初期治療導入の指標に有用で、明確なエビデンスはありませんが、これにより循環器専門医以外の医師や医療者でも初期対応導入までを迅速に行うことができます。利尿薬、硝酸薬などの薬物治療に加え、NPPV（非侵襲的陽圧換気）とHOT（在宅酸素療法）を組み合わせ、急性心不全の急性増悪を在宅で対応することは十分に可能となります。もちろん、急性冠症候群など高度医療が必要と判断した場合は専門治療病院へ搬送することをためらってはならず、病態を正しく判断し在宅治療か専門治療かを判断するスキルが重要となります。

心不全の症状緩和・看取り

心不全末期は最大限の薬物治療、非薬物治療を施しても治療困難な状態と定義され、急激な増悪、繰り返す病状の悪化をきたします。緩和ケアと聞くと治療の中止を想像しがちですが、心不全

ナースの目

心不全の急性増悪でも在宅で加療することは可能です。在宅診療を支える医療者が正しい知識を持ち、チームとして治療にあたることが入院を回避する手段となりえます。

ナースの目

「手を握る」「そばにいる」これだけで患者さんが安心し苦痛を取り除くことができる場面もあります。薬剤の使用や処置が心不全緩和ではありません。がんと同様スピリチュアルペインも意識した関わりを意識することが重要です。

の緩和ケアは治療を諦めるものではなく、患者さんの QOL を改善させるためのもので、症状を緩和するためには最期まで心不全や合併症に対する継続治療が必要となります。在宅診療を支えるスタッフは非医療者も多く、心不全に関する知識・理解の不足によりスタッフ自身が不安を感じることもあり、がんと比較して心不全の在宅看取りは一般化されづらいのですが、心疾患は死因別順位で第 2 位となり、在宅看取りの普及が急務であるとも言えます。在宅療養における心不全症状緩和で使用可能な薬剤として、ベンゾジアゼピン系やミダゾラム、塩酸モルヒネ皮下持続投与は保険適用となっていますが、経口モルヒネは保険適用とはならず今後の保険承認へ期待しています。

心不全の終末期において、苦痛は身体的、精神的、社会的、スピリチュアルを含むトータルペインであると理解し、さまざまな方向から多職種が多面的にアプローチしていくことが、質の高い緩和ケアへつながります。そして、個々の人生観、死生観を最大限尊重し QOL を維持しつつ、苦痛なく最後を迎えられるような介入をする必要があります。

④ おわりに

心不全の在宅医療はいまだ黎明期であり、多くのシステムが産声を上げています。それらを上手に組み合わせることで、在宅心不全管理をする医療者や需要者、そして患者さんを取り巻く多くの care giver の work load を減らすことが可能となります。

個々の生き方、尊厳を尊重し寄り添うのはもちろんのこと、終末期を含めた在宅心不全の管理構築が今後の課題となります。心不全包括管理は、困難は多いですが、やりがいも大きい領域であり、読者の皆様が「心不全の在宅医療」について理解が深まり、興味を持ってくれることを願います。

| 引用・参考文献 |

1) 厚生労働省. 今後の高齢者人口の見通しについて. https://www.mhlw.go.jp/seisakunitsuite/bunya/hukushi_kaigo/kaigo_koureisha/chiiki-houkatsu/dl/link1-1.pdf（2023年11月閲覧）

2) 厚生労働省. 訪問看護のしくみ. https://www.mhlw.go.jp/file/06-Seisakujouhou-12200000-Shakaiengokyokushougaihokenfukushibu/0000123638.pdf（2023年11月閲覧）

3) 厚生労働省. 2019年度介護報酬改定について. https://www.mhlw.go.jp/content/12601000/000478355.pdf（2023年11月閲覧）

4) 厚生労働省. 介護保険制度について（40歳になられた方へ）. https://www.mhlw.go.jp/file/06-Seisakujouhou-12300000-Roukenkyoku/2gou_leaflet.pdf（2023年11月閲覧）

5) 柴信行. 疫学. 日本内科学会雑誌. 101（2）, 2012, 307-13.

6) 大上耕作ほか. 心不全患者のEnd of Life Discussionに関する現状調査. Palliat Care Res. 17（3）, 2022, 119-26.

7) 宇都宮宏子ほか. "高齢の慢性心不全患者への在宅療養移行支援：退院支援 意思決定支援". 看護がつながる在宅療養移行支援：病院・在宅の患者像別看護ケアのマネジメント. 東京, 日本看護協会出版会, 2014, 112-32.

8) 佐々木淳監修. 在宅医療 多職種連携ハンドブック. 東京, 法研, 2016, 352p.

9) 日本循環器学会／日本心不全学会. 急性・慢性心不全診療ガイドライン（2017年改訂版）. https://www.j-circ.or.jp/cms/wp-content/uploads/2017/06/JCS2017_tsutsui_h.pdf（2023年11月閲覧）

10) 厚生労働省. 在宅医療・介護連携推進事業の手引き. https://www.mhlw.go.jp/content/12400000/000666660.pdf（2023年11月閲覧）

（渡邉雅貴／冨岡嘉行）

第IV章

4

心不全の在宅医療とは？

心不全療養指導士への期待

　心不全に対する薬物／非薬物治療の効果を最大限に引き出し、予防可能な再入院を回避し、身体的／精神的苦痛や生活の質（QOL）を改善するには、医師、看護師、理学療法士、管理栄養士、薬剤師、ソーシャルワーカーなどの多職種の医療専門職による、患者教育、症状モニタリング、服薬管理、相談支援などを含む疾病管理を実践するチーム医療が必要です。しかしながら、さまざまな専門資格を有している多職種で構成された医療チームの共通基盤となる基本的資格は存在しておらず、チーム医療のさらなる円滑な推進のためにも新たな共通資格を求める現場の声は大きくなっています。

　日本循環器学会と日本脳卒中学会が策定した「脳卒中と循環器病克服第二次5ヵ年計画」において、人材育成、医療体制の充実、登録事業の促進、予防・国民への啓発、臨床・基礎研究の強化の5戦略が提案され、人材育成における取り組みの一つとして、「心不全療養指導士」資格が創設されました。心不全療養指導士の主な役割は、医師以外の医療専門職が、患者さんに対して最適な療養指導を行うことであり（ 表1 ）、心不全は自己管理により増悪予防が可能であることから、心不全療養指導士は、患者さん本人および家族等介護者が正確な知識と技術を身につけ、発症・増悪予防のためのセルフケアと療養生活が継続できるよう支援します。さらに、心不全療養指導士はチーム医療のキープレイヤーとなることも期待されています。

　心不全療養指導士制度では、多職種が心不全療養指導に関する共通した知識を獲得できるようなカリキュラムが構築されており、その内容は「心不全療養指導士の役割・機能」「療養指導の基本」「心不全の予防活動」「心不全の概念、診断、成因、検査」「心不全の治療」「心不全の療養指導」「特殊な状況・病態時の療養指導」「心不全の緩和ケア」「病院と在宅の連携」で構成されています。

　2023年現在、5,000名を超える心不全療養指導士が誕生し、全国各地で心不全医療を支える人材として活躍することが期待されています。心不全療養指導士の役割として、各医療機関での心不全診療の質の向上や、チーム医療の推進が求められています。また、地域連携の担い手として、施設間連携

に寄与していただくことも期待されています。現在、さまざまな地域で、心不全療養指導士のネットワークが構築されつつあります。このようなつながりを通して、地域内での連携が促進されることが期待されます。

　心不全療養指導士制度の今後の課題として、心不全療養指導士の活動の心不全医療の質向上への貢献、特に患者アウトカムへの効果を検証する必要があります。また、心不全医療の大きな課題である緩和ケアの推進や認知機能低下患者への効果的支援における心不全療養指導士の役割の明確化も求められます。心不全療養指導士が誕生して3年目になり、心不全療養指導士の皆様の心不全医療を変えようという強い意志と行動力に感服しています。これからも、心不全医療の中心的な担い手として、さまざまな場での活躍が期待されます。

表1　心不全療養指導士の役割

1. 心不全の発症・進展の予防の重要性を理解し、その予防や啓発のための活動に参画することができる
2. 心不全の概念や病態、検査、治療について理解し、それをもとに病状などを把握することができる
3. 心不全の進展ステージに応じた予防・治療を理解し、基本的かつ包括的な療養指導を実施することができる
4. 医療機関あるいは地域での心不全に対する診療において、医師や他の医療専門職と円滑に連携し、チーム医療の推進に貢献することができる
5. 心不全患者の意思決定支援と緩和ケアに関する基本的知識を有している

（眞茅みゆき）

索 引

た行

改訂2版ナースが知りたい心不全のキホン
ー病態＆治療がわかる！説明できる！

2019年 4 月15日発行	第 1 版第 1 刷
2022年 1 月20日発行	第 1 版第 3 刷
2024年 3 月15日発行	第 2 版第 1 刷

編　集	木田 圭亮
発行者	長谷川 翔
発行所	株式会社メディカ出版
	〒532-8588
	大阪市淀川区宮原 3 － 4 － 30
	ニッセイ新大阪ビル16F
	https://www.medica.co.jp/
編集担当	鈴木陽子
装　幀	有限会社北路社
本文イラスト	斉藤ヨーコ
組　版	株式会社明昌堂
印刷・製本	株式会社シナノ パブリッシング プレス

Ⓒ Keisuke KIDA, 2024

ISBN978-4-8404-8474-9　　　　　　　　　　　　　Printed and bound in Japan

当社出版物に関する各種お問い合わせ先（受付時間：平日 9 ：00 〜 17：00）
●編集内容については、編集局 06-6398-5048
●ご注文・不良品（乱丁・落丁）については、お客様センター 0120-276-115